聰明選擇
離開食安問題

如果要吃，該選哪一個？

渡邊雄二◎著
Yuji Watanabe

陳怡君◎譯

推薦序

家家都可以有食安小偵探

親子烹飪教養家　林家岑

我的年代，小時候其實沒有什麼零食，嘴裡可以含上一顆方糖，就覺得滿足。或是阿嬤炸完豬油的豬油渣，偷偷抓一小把，像吃爆米花似的，一顆顆慢慢咬，雖然油膩，但是炸完油的香味，是嘴巴的安慰。以前的食物，簡單，沒有太多花樣，零食也沒有花花綠綠，當然口味也單調很多。

第一次吃到進口的零食，是小學的時候，因爲住的地方不是大城市，還是爸爸那時從台北買回家的。第一次看到粉紅色的巧克力，捨不得吃，舔了兩口就放到冰箱裡，隔天再繼續，一顆巧克力可以吃三天。

現在不同了，二十年前教幼稚園時，可以用一顆糖止住孩子的眼淚，現在同樣的東西，可能只能換孩子的白眼吧！因爲他們吃的東西，有很多我還眞的沒有看過。這十年教孩子做菜，也教孩子認識一些人工添加物。課堂上用最多的是鹽及胡椒，也是希望用最少的調味料，做出最原始的食物味道。

什麼可以吃？什麼不能吃？市面上的東西太多了，孩子常常都跟我說，類似的東西好多，有的看起來可以吃，但是有的又不行，讓他們頭昏眼花的。我翻開這本書的時候，我笑了，根本就是購物字典啊！雖然裡面都是外國的食品比較多，但是很多還是買得到，可以直接參考。其他的也是有跡可循，裡面很清楚地告訴我什麼是○，哪個又是×。感覺可以做成手拿大小的小冊，讓孩子帶著，養成買東西時比對食品成分標示的習慣。

小孩子因為在成長階段，除了三餐之外，一定需要點心作為能量的來源。當然現在商店太便利，隨手可得的零食琳瑯滿目，商人們也持續推出許多顏色誘人，形狀可愛，口味多變的餅乾糖果。選擇上已經不單調，有藍綠紅的顏色，小孩本能地被顏色吸引，對於那些白色甚至無色的食物，已經沒有太多興趣。

教課的過程中，也和孩子做了天然和人工添加的實驗。食品安全也是近年來大家關心的議題，所以很多孩子來上課，也說因為自己動手做最安心。但是真的安心嗎？安心可能還是要先從懂得怎麼買食材開始。

我會把這本書放在我的教室，來上課的孩子們可以翻閱，我也推薦大家可以從這本書開始，教孩子認識食品安全。圖片其實很吸引孩子，相信他們會主動找類似的食物吃。

家家都有食安小偵探活動，就從這本書開始吧！

前言

便利商店及超市裡，陳列著種類齊全的冷飲、泡麵、熱狗、布丁、果凍等等孩子們最喜歡的零食。只是我非常懷疑，其中有多少東西是眞正不會傷害孩子的健康？和成人不同的是，孩子在成長過程中，身體與頭腦會繼續發育茁壯，從食物中獲得的營養素相對變得十分重要。蛋白質、脂肪、碳水化合物、維他命、礦物質、膳食纖維等等，都必須均衡攝取。只是，市售食品在製造時有可能也考慮到這些因素嗎？大多數產品的糖、脂肪、鹽分都嚴重超標，這也是爲什麼現在會有一堆過胖或者罹患高血糖、高血壓的孩子出現的原因。

此外，有不少廠商任意在製品裡添加了可能不安全的食品添加物。添加了氣味濃厚的香料的軟糖或口香糖、加入紅色或黃色化學色素的熱狗及醃漬物、添加焦糖色素來強化咖啡色澤的泡麵及咖哩調理包等等，一大堆商品都不像是考慮到孩童的健康而製作的食品。也許是近年來肥胖兒童越來越多的關係吧，一些零食或飲料裡也加入了不確定是否安全的零卡路里合成甜味劑。曾經在原料表裡看過的「蔗糖素」「醋磺內酯鉀」等等名稱，就是屬於這一類的東西。

添加物能夠讓食品變得更容易加工、上色或添加氣味，延長保存期限，對業者來說相當方便，但是對消費者卻完全沒好處，甚至反而提高致癌的風險，也可能造成內臟機能或免疫力下降。此外，也有不少添加物可能刺激口腔或腸胃黏膜，引起不舒服的症狀。

食品添加物又可分成以石油製品等化學物質合成的添加物，以及萃取自大自然的植物、海藻、昆蟲、細菌的天然添加物。有問題的是合成添加物，其又可大致分成以下兩類：

①幾乎不存在於大自然中的化學合成物質。

②模仿存在於自然界中的成分，利用化學方式合成者。

當中問題特別大的是①類的添加物。因爲無法透過人體實驗確定它們的安全性，沒有人知道這些物質究竟會對人體造成什麼樣的危害，只利用動物進行動物實驗，推斷其「應該無害」，便認可它們能夠使用於食品當中。人體結構相當複雜，結構精密的人類當然與動物大不相同，因此無法完全認定這類添加物不會對人體造成不良的影響。合成添加物當中未知的部分實在太多了，它們會在人體內引起何種作用，沒有人知道。因此，這些東西原本就不該摻入會被人類吃掉的食物內。實際上，除了醋磺內酯鉀及蔗糖素，合成著色劑紅色一〇二號、黃色四號、黃色五號、藍色一號等等諸多物質，也都是屬於①類的添加物。

至於屬於②類的添加物例如維他命A、B_1、B_2、C、E等等維他命類，枸櫞酸、蘋果酸等酸類，L－麩酸鈉等胺基酸類，這些大多是食品中原本就有的成分，比較令人放心。不過若是一次大量攝取，有可能引發臉或手臂出現灼熱感，或者是胃部出現沉重、脹氣或疼痛等不舒服的感覺，一定要注意。

①類中問題尤其嚴重的是醋磺內酯鉀及蔗糖素。許多零食及運動飲料、碳酸飲料內都添加了這些物質，但它們都無法在人體中代謝。換句話說，它們無法像砂糖一樣被分解之後轉爲熱量，因此才標榜零卡路里。

食物中如果混入了塑膠，想必大家都「不想吃」吧？畢竟塑膠根本就不是食物啊，一旦進入體內，身體無法代謝，一點好處也沒有。而醋磺內酯鉀及蔗糖素也是一樣，進入體內同樣無法代謝，被腸吸收後送入血液，在體內到處跑，結果造成肝臟、腎臟受損，甚至還有可能影響細胞的ＤＮＡ。雖然日本厚生勞働省認可醋磺內酯鉀及蔗糖素沒有安全上的問題，但畢竟只做過動物實驗，實際上並無法確定對人體是否眞的無害。

此外，透過動物實驗獲得的毒性數據也經常被忽視。根據實驗內容，它會對肝臟造成損害，同時也會降低免疫力。但是這些數據卻被忽略，進而獲得了使用上的認可。因此大家最好避免攝取這一類物質，尤其是成長期的孩童。

如何使用本書

本書會以**孩子們常吃的代表性產品**爲例，告訴大家如果要吃（喝），哪一個會比較合適。**「這一種不行」**表示製品中含有風險較高的添加物，或者是使用了過多的添加物、可能會對腸胃造成不良的影響。有部分製品雖然還不至於到這種程度，但因爲含有過多的鹽分或刺激性強的香料，也會被歸納到**「這一種不行」**當中。

相對於**「這一種不行」**，屬於**「要吃（喝）的話請選這個」**的製品基本上沒有使用添加物，或者是只使用一～三種安全性較高的添加物。只是這類製品實際上並不多，因此，沒有高危險性的添加物，孩子吃了不會造成太大的不良影響的製品，也會被歸納到**「要吃（喝）的話請選這個」**當中。此外，照理說**不論是哪種可樂都不該讓孩子喝**，因爲最近有不少添加了合成甜味劑的產品，這類製品更是碰不得，因此才特地將一般的可樂歸類到**「要吃（喝）的話請選這個」**，這一點請各位注意。

至於書中出現的其他符號，各自代表著以下的意義：

「這個也不行！」……和**「這一種不行」**一樣，含有高危險性的添加物或者是使用了過多的添加物、可能會對腸胃造成不良影響的製品。

「不要吃（不要喝）較安心！」……雖然不含高危險性的添加物，但使用了刺激性的香料，建議最好不要吃的製品。此外也包括了含有焦糖色素（全部共有4種，其中2種具有致癌物）的產品。

「勉強OK！」……製品中含有好幾種添加物，但並未使用高危險性的添加物，讓孩子吃還不至於造成嚴重的影響。

「這個也OK！」……製品中沒有添加物，或者是只使用一～三種安全性較高的添加物。

本書會標示出實際的產品名稱，並判斷「想吃的話，要選哪一個？」，希望大家在購物時能夠多加參考、利用。

如果要吃，該選哪一個？

目次
CONTENTS

飲料

主食

加工食品・調味料

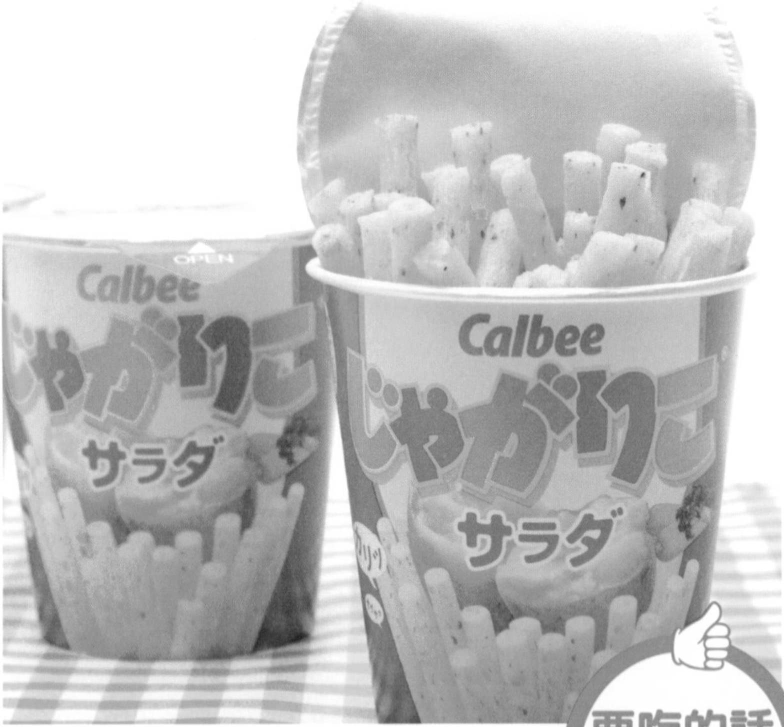

要吃的話
請選這個

薯條杯 沙拉

（加樂比）

馬鈴薯（非基因改造）、植物油、脫脂奶粉、食鹽、紅蘿蔔、水飴、麥芽糊精、巴西里、香辛料、砂糖、乳化劑（含大豆）、酪蛋白酸鈉、調味料（胺基酸等）、抗氧化劑（V.C、V.E）、香料

作為黏合使用，添加的分量不多，沒什麼問題。

其中雖然含有具危險性的香料，由於添加量一般都低於0.001%，加上使用的品項多，以概括名稱（用途與所標示的名稱相同者）標示是可以接受的。

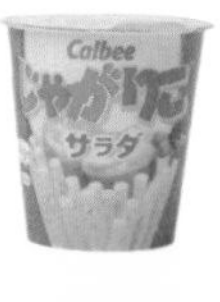

不知道使用了哪些香料讓人略感不安，但香味頗溫和。其中添加了調味料（胺基酸等），注意不要吃過量。

非常好吃，一口接一口停不了。
要注意不要吃過量。

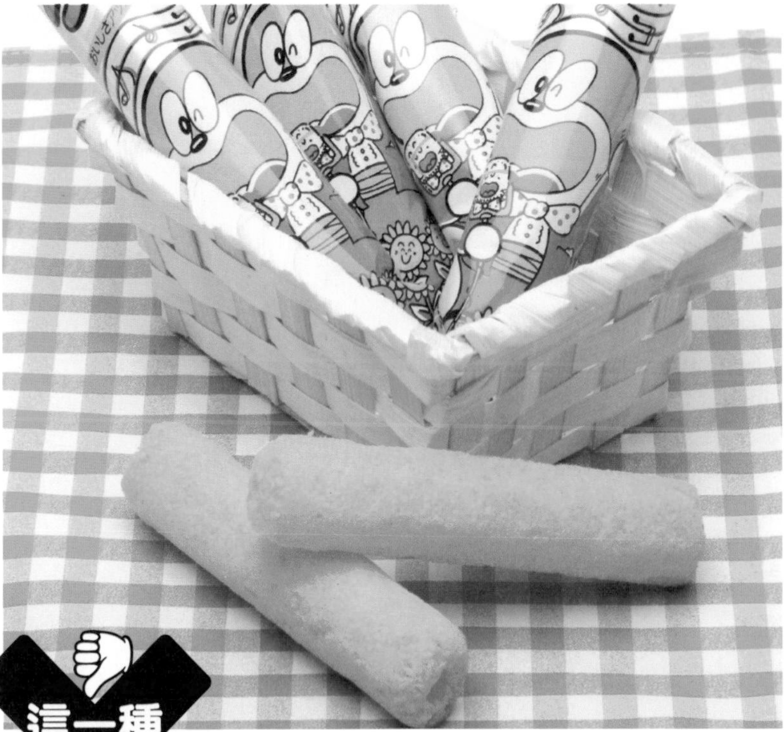

這一種 不行

美味棒 起司

（Riska）

當中使用了合成甜味劑蔗糖素，有可能造成免疫機能失調，千萬不要吃。

玉米、植物油脂、起司粉、乳糖、奶油粉、乳製品、麵包粉、砂糖、食鹽、香辛料、調味料（胺基酸等）、香料、紅椒色素、甜味劑（蔗糖素）、pH調整劑、乳化劑（取自大豆）、薑黃色素（部分原料含有小麥）

非常難分解的化學物質，人體攝入之後會流經全身，有可能造成免疫系統失調。

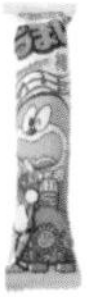

零嘴

零嘴和洋芋片都是孩子們最喜歡的零食。因爲裡面添加了以L－麩酸鈉爲主的調味料（胺基酸等），它會刺激味蕾，並且讓腦部記住這種味道。一旦記住了，就會不斷出現「好想吃」的念頭。問題是一次大量攝取L－麩酸鈉會使人的臉部、肩膀、手臂出現灼熱感甚至感到心悸，要注意別吃過量。

【薯條杯 沙拉】當中的酪蛋白酸鈉是由牛奶中的蛋白質——酪蛋白與鈉——結合而成，在這裡作爲黏著使用。動物若給予一定分量會造成中毒，但一般認爲是由鈉所引起，當作添加物少量使用的話應該是沒問題。乳化劑使用的是由大豆製成的卵磷脂，安全性相當高。

模範生點心餅 雞汁

（優雅食）

勉強OK！

麵條經過油炸之後，內含的油脂氧化會產生有害的過氧化物。這是油炸品的宿命。此外，當中也使用了調味料（胺基酸等）。

麵粉、植物油脂、醬油、砂糖、食鹽、雞肉萃取物、蛋白水解物、豬肉調味萃取物、豬肉調味粉、酵母萃取物、修飾澱粉、調味料（胺基酸等）、抗氧化劑（維他命E）（部分原料含有豬肉、明膠）

【美味棒 起司】一枝十日圓的超低價格非常吸引人，但因爲當中使用了安全性堪慮的合成甜味劑蔗糖素，建議不要吃。

【模範生點心餅 雞汁】當中的添加物只有原料表中修飾澱粉之後的部分，相較之下並不多。不過，我曾經吃過好幾次這個零食，有時會出現消化不良或感到腸胃受到刺激的情況。我想應該因爲是油炸品的關係，油脂氧化後產生有害的過氧化物。雖然加了抗氧化劑維他命E來防止氧化，但因爲加的分量不夠，才會產生過氧化物吧。

【金牛角玉米餅 烤玉米】這個產品使用了焦糖色素，但沒有標示出是加了四種焦糖色素當中的哪一種，讓人不太放心。

金牛角玉米餅 烤玉米

（好侍食品）

不要吃較安心！

裡面加了焦糖色素，光是這一點就最好不要吃了。四種焦糖色素當中，有兩種為致癌物質。

粗玉米粉、植物油脂、砂糖、烤玉米風味調味料、醬油加工品、食鹽、甜玉米調味料、蛋白水解物、調味料（無機鹽等）、小蘇打、焦糖色素、香料、抗氧化物（維他命E）（部分原料含有牛乳、小麥、雞肉、豬肉）

洋芋片 鹽味・鹽味海苔

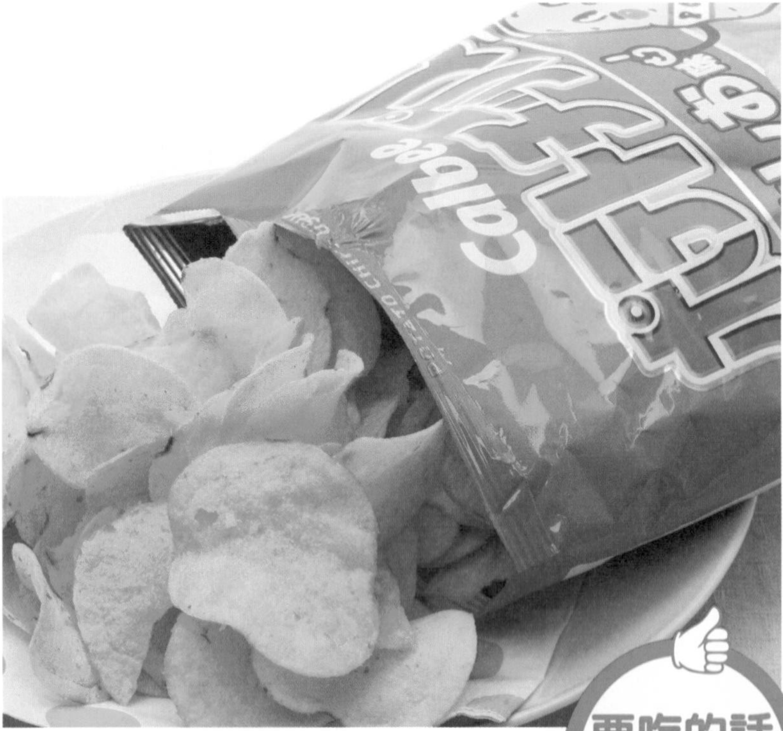

要吃的話
請選這個

加樂比洋芋片 低鹽

（加樂比）

馬鈴薯（非基因改造）、植物油、食鹽（含60%石垣島鹽）、昆布萃取物、麥芽糊精、調味料（胺基酸等）

麥芽糊精：多個葡萄糖的結合物，將澱粉分解之後製成。本身就屬於食品類，因此無危險性。

胺基酸等：一次攝取大量，有些人的臉部、肩膀、手臂會出現灼熱感或心悸的症狀。

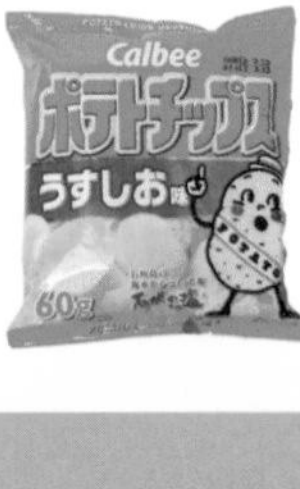

當中的每種添加物只要避免吃太多，基本上危險性並不高。勉強從鹽分、卡路里、有無危險的添加物等等幾點來看，要吃的話請選這個。

考慮到食鹽、脂肪與卡路里，
請注意不要吃太多。

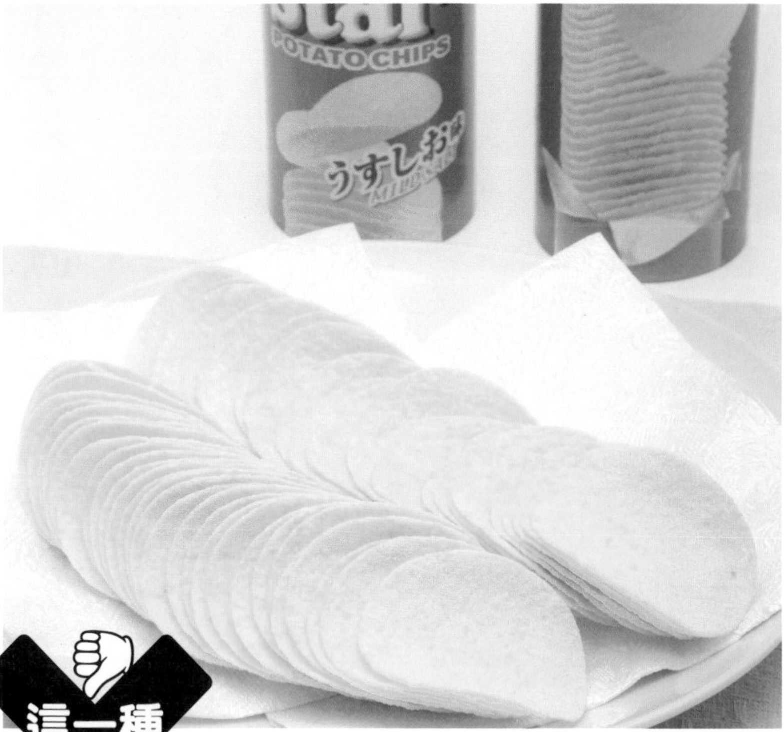

CHIP STAR 低鹽

（納貝斯克）

考慮鹽、卡路里的分量，再加上使用了乳化劑，嚴格來說最好不要選這個。沒有具體說明是使用了哪種乳化劑，讓人不太放心。

馬鈴薯粉、植物油脂、食鹽、乳化劑、調味料（胺基酸）

乳化劑能夠讓油與水這兩種不易結合的液體更容易混合。合成物有九種，當中有四種的安全性頗高，其他的就有問題了。雖然使用概稱是合法的，但因為無法得知究竟使用了什麼，不太令人放心。

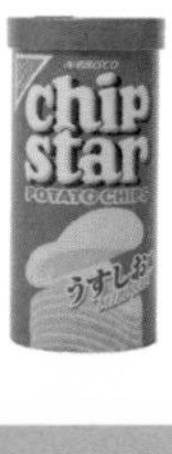

洋芋片 鹽味・鹽味海苔

應該不少人都認爲「洋芋片有害健康」吧，畢竟它是一種高鹽、高脂肪與高卡路里的食物。從鹽分的多寡來看的話，排名如下：加樂比【低鹽】一包六十公克，鈉含量爲〇・二三七公克（相當於〇・六公克食鹽），加樂比【鹽味海苔】一包六十公克，鈉含量爲〇・二八四公克（相當於〇・七二公克食鹽），湖池屋【鹽味海苔】一包六十六公克，鈉含量爲〇・三一五公克（相當於〇・八公克食鹽），【CHIP STAR低鹽】一罐一百一十五公克，鈉含量爲〇・三三九公克（相當於〇・八六公克食鹽）。

大家都知道，鹽是身體不可或缺的成分，但攝取過多會引起高血壓，此外還會溶解保護胃黏膜的黏液，會使胃不舒服。

加樂比洋芋片 鹽味海苔

（加樂比）

勉強OK！

考慮到鹽分、卡路里及調味料（胺基酸等），請注意不要吃過量。

馬鈴薯（非基因改造）、棕櫚油、米糠油、食鹽、海苔、辣椒、芝麻油、調味料（胺基酸等）

其次是卡路里。所有產品每公克都在五卡左右。通常，一開始吃洋芋片就很難停下來（這就是洋芋片的神奇之處），一包或一罐一天內就可以吃光光。從這一點來看，卡路里的攝取量排名依序爲加樂比【低鹽】、【鹽味海苔】、湖池屋【鹽味海苔】、【CHIP STAR低鹽】。【CHIP STAR低鹽】也有一罐五十公克的包裝，但這就不納入此次的評比了。

四種產品都經過油炸，因此皆有可能因爲脂肪氧化產生過氧化物。這個東西是有害物質，分量太多有時會引起腹痛或拉肚子，對油脂特別敏感的人要格外注意。此外，調味料（胺基酸等）的主要成分爲L－麩酸鈉，攝取過量時有些人的臉部、肩膀、手臂會出現灼熱感或心悸，這也要特別注意。【CHIP STAR低鹽】中還使用了乳化劑，由於沒有標示具體名稱，讓人不太放心。

湖池屋洋芋片 鹽味海苔

（湖池屋）

勉強OK！

和【加樂比洋芋片 鹽味海苔】一樣，考慮到鹽分、卡路里及調味料（胺基酸等），請注意不要吃過量。

馬鈴薯（非基因改造）、植物油、食鹽、海苔、辣椒、調味料（胺基酸等）

洋芋片 玉米濃湯口味

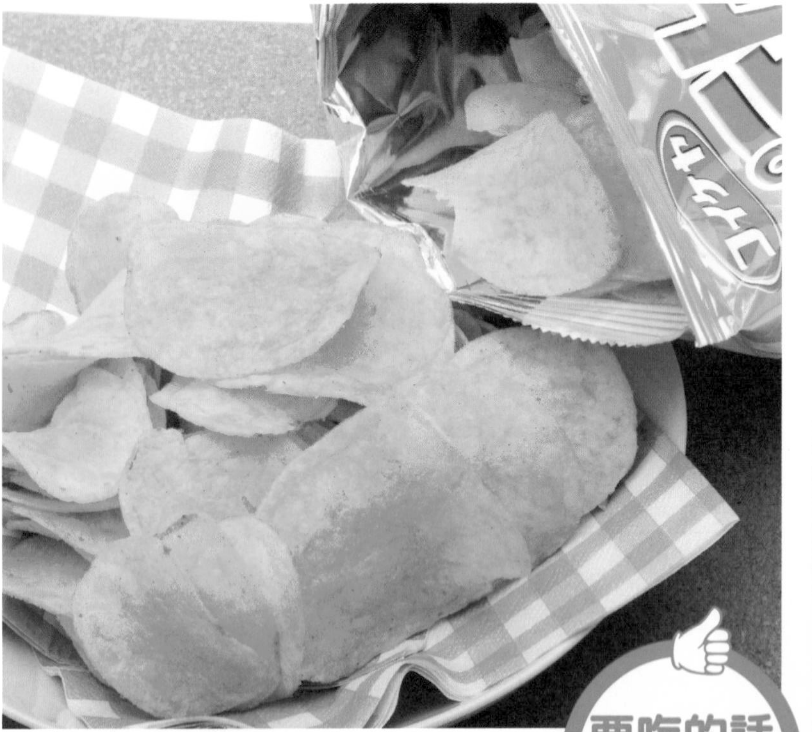

要吃的話
請選這個

湖池屋洋芋片 特濃玉米濃湯（湖池屋）

馬鈴薯（非基因改造）、植物油、砂糖、肉類萃取物、蛋白水解物、洋蔥粉、食鹽、香辛料、香味油、調味料（胺基酸等）、香料、酸味劑、紅椒色素、甜味劑（甜菊糖、甘草）、香辛料萃取物（部分原料含有奶類、小麥、大豆、雞肉、豬肉）

歐盟在2011年12月之前都未許可其使用於食物中，多少令人感到不安。

萃取自甘草根的甜味成分，也廣泛使用於中藥內，相當安全。

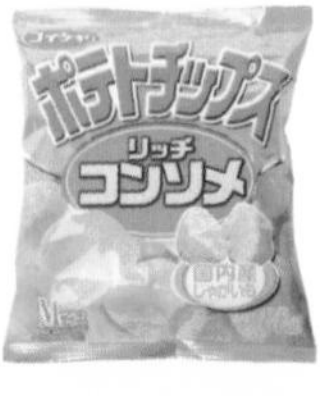

添加了甜味劑甜菊糖、香料、酸味劑等，多少讓人感到不放心，但都不是高風險的添加物，要吃的話可以選這個。

孩子們最愛的零嘴之王。
其中卻暗藏了許多令人無法忽視的添加物。

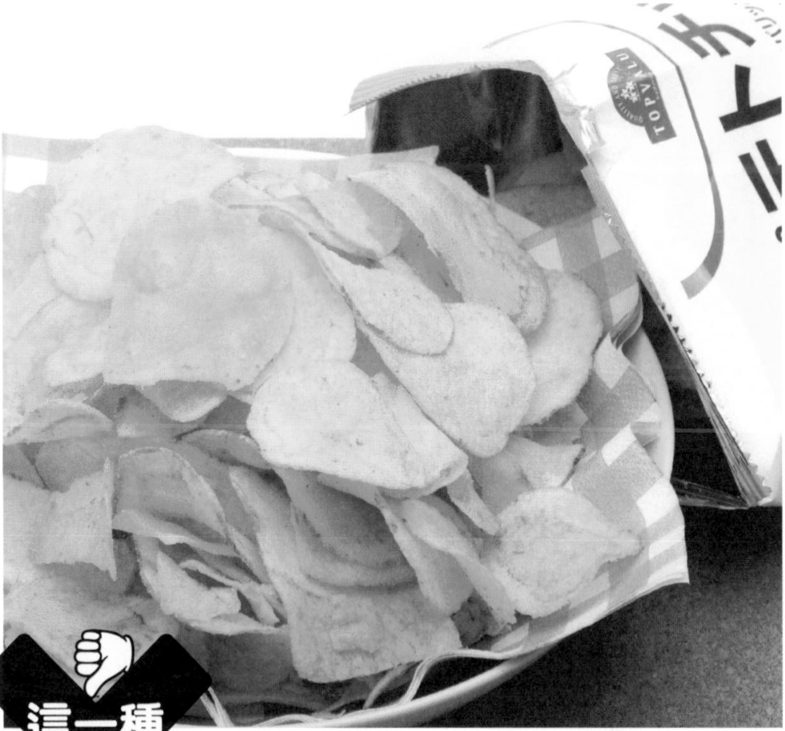

這一種不行

洋芋片 玉米濃湯

（AEON TOPVALU）

有可能造成免疫力低落，又含有不存在於大自然的有機氯化合物蔗糖素，千萬不要吃。

馬鈴薯（國產）、植物油脂（棕櫚油、米油）、粗砂糖、醬油粉（含小麥、大豆）、大豆水解蛋白（含大豆、明膠）、食鹽、肉類萃取物（含雞肉）、香辛料、酵母萃取物、寡糖、香料（含小麥、大豆、雞肉）、酸味劑、紅椒色素、甜味劑（蔗糖素）

具有打亂免疫系統的危險性。

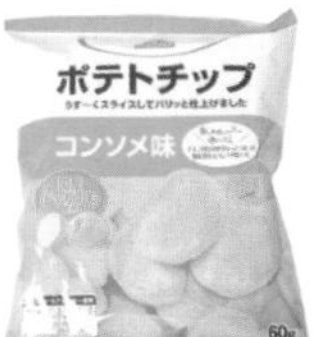

洋芋片 玉米濃湯口味

玉米濃湯口味的洋芋片，因爲調味的關係加了各種萃取物，使用的添加物當然也就更多了。

萃取物是將肉類或蔬菜等經過水煮濃縮之後，再蒸發掉水分乾燥而成，種類非常多，但都屬於食品類。

【湖池屋洋芋片 特濃玉米濃湯】中使用的甜味劑甜菊糖，是以產自南美洲的甜菊葉萃取出來的甜味成分。因爲甜菊在體內代謝而成的物質會對雄性動物的精囊產生不良的影響，EU（歐盟）遲遲未許可使用。不過，從二〇一一年十二月起，歐盟改以一日每公斤體重限制攝取四毫克以下的但書，開放使用。在此奉勸大家還是少吃爲妙。

加樂比洋芋片 波浪 濃厚風味雞汁玉米濃湯

（加樂比）

勉強 OK!

和【湖池屋洋芋片 特濃玉米濃湯】一樣含有甜味劑甜菊糖及香料、酸味劑，多少有點不放心，算是勉強OK的食品。

馬鈴薯（非基因改造）、植物油、砂糖、雞汁粉、食鹽、白菜萃取物、玉米澱粉、洋蔥萃取物、醬油粉（含有小麥、大豆）、調味醬粉（含有蘋果）、雞粉、番茄粉、調味蔬菜粉（含有豬肉）、香辛料、蘑菇萃取物、酵母萃取物、梅肉粉、乳糖、調味料（胺基酸等）、香料、酸味劑、著色劑（紅椒色素、紅麴）、甜味劑（甜菊糖）、香辛料萃取物

甜味劑甘草是萃取自甘草根的甜味成分，中藥裡也經常可見，原則上沒什麼問題。

至於AEON TOPVALU的【洋芋片 玉米濃湯】，當中加了合成甜味劑蔗糖素。這是一種有機氯化合物，它無法被人體分解、消化，會隨著血液到處跑，最後抵達腎臟。根據動物實驗的結果，它有可能造成免疫力下降，或者進入腦部。平常就最好少碰這一類的化學合成物質。

【加樂比洋芋片 特濃玉米濃湯】中含有焦糖色素。焦糖色素又分I、II、III、IV等四種，其中的III與IV含有致癌性的4-甲基咪唑。焦糖色素I及II並沒有這種問題，因此也不是所有焦糖色素都具有危險性。不過，當中或許有可能使用了III或IV，盡量避開這類食品才是聰明的選擇。

加樂比洋芋片 特濃玉米濃湯

（加樂比）

不要吃較安心！

添加物很多，還含有可能致癌的焦糖色素，不要吃較安心。

馬鈴薯（非基因改造）、植物油、砂糖、雞肉萃取物（含有小麥、大豆、豬肉）、食鹽、麥芽糊精、玉米澱粉、牛肉湯粉、醬油粉、調味醬粉（含有蘋果）、洋蔥萃取物、香辛料、番茄粉、發酵番茄萃取物、調味動物油脂、紅蘿蔔粉、梅肉粉、調味料（胺基酸等）、香料、酸味劑、焦糖色素、甜味劑（甜菊糖）、香辛料萃取物、紅麴色素

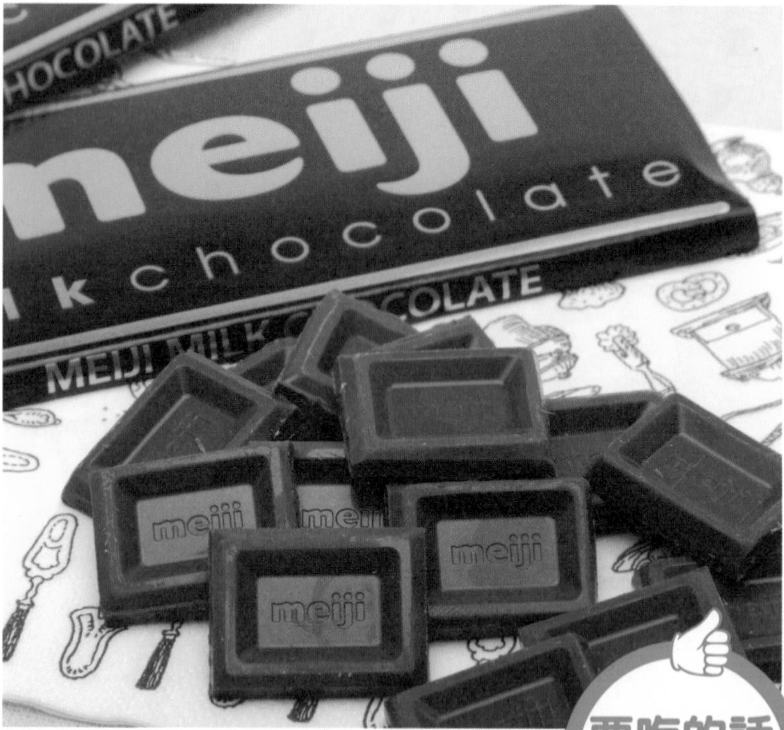

要吃的話
請選這個

明治牛奶巧克力

（明治）

砂糖、可可塊、全脂奶粉、可可粉、卵磷脂（取自大豆）、香料

香料當中，合成物大概有130種，天然的約有600種，某些香料還帶有強烈的毒性。可惜這裡並未明確標示出使用哪一種，只以「香料」概稱。

作為乳化劑（讓油與水這兩種不易結合的液體更容易混合）使用。取自大豆，沒有安全上的顧慮。

雖然使用香料這個概稱讓人有點介意，但如果要吃，建議還是選這個（應該是從可可當中萃取出來的）。

所含的糖分讓人有些在意，但更應該擔心的是當中的高危險性添加物。

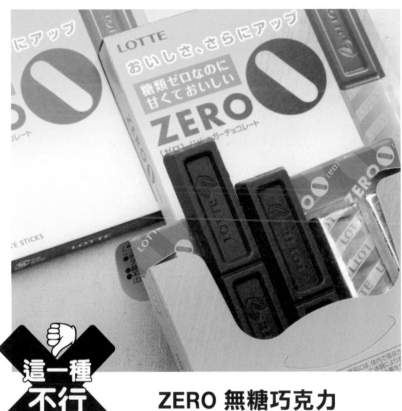

這一種不行

ZERO 無糖巧克力

（樂天）

使用了高危險性的合成甜味劑阿斯巴甜與蔗糖素，因此NG。這些添加物尤其不建議給孩子吃。

可可塊、膳食纖維、麥芽糖醇、植物油脂、可可粉、奶油、分離乳清蛋白、麥芽糊精、可可萃取物、乳清鈣、卵殼鈣、甜味劑（木醣醇、阿斯巴甜、蔗糖素）、乳化劑（取自大豆）、香料、維他命P

阿斯巴甜：1990年代後期，美國有好幾個專家研究出它可能會引起腦瘤。此外也有報告指出它會造成白血病及淋巴腫瘤（根據動物實驗）。

蔗糖素：日本在1999年時允許使用，但畢竟有可能造成免疫功能錯亂，依然有安全上的顧慮。

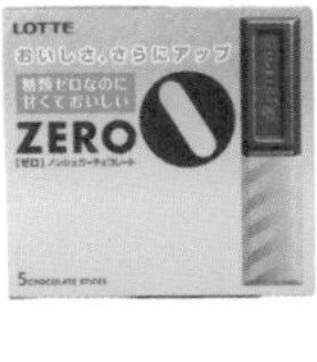

巧克力

可可塊是可可豆烘烤之後去除皮與胚芽，將胚乳的部分碾碎、研磨所製成。可可脂則是可可豆內的脂肪。兩者都是製造巧克力的主要原料。

【明治牛奶巧克力】是從以前就有的食品，讓人有種安心感。使用的原料很簡單，添加物就只有卵磷脂與香料。

卵磷脂是一種萃取自大豆的脂肪，當成乳化劑使用。乳化劑能夠幫助油與水這兩種不易結合的液體更容易混合。從卵磷脂的出處來看，是沒有安全上的問題。

由於香料使用的是概稱（與所標示的用途相同之名稱），看不出來是使用了何種香料，但是它的香味很溫和，應該是從可可

Ghana 牛奶巧克力

（樂天）

勉強OK！

和【明治牛奶巧克力】一樣，唯一不安全的東西是香料。由於香味溫和，應該是從可可當中萃取出來的成分。

砂糖、可可塊、全脂奶粉、可可脂、植物油脂、乳化劑（取自大豆）、香料

當中萃取出來的成分。

【ZERO無糖巧克力】因爲使用了安全上有問題的阿斯巴甜與蔗糖素，完全不推薦。

【Ghana牛奶巧克力】使用的原料與【明治牛奶巧克力】類似。乳化劑標示是由「大豆」而來，想必應該是卵磷脂。香料也應該是使用較溫和的材料。

【LOOK巧克力】同樣也是從以前就有的食品，但因爲巧克力中加入了奶油與慕斯，爲了製造這些東西，必須使用好幾個添加物。海藻糖是一種天然的添加物，麥芽糖應該是經過酵素處理或者是從酵母等當中萃出後再經酵素處理而成。它是由兩個葡萄糖結合而成的雙糖類，香菇、蝦子裡也富含這個成分，因此沒有安全上的問題。除了提供甜味，還可避免乾燥。這個產品中最令人感到介意的部分是使用了焦糖色素。

LOOK 巧克力

（不二家）

不要吃較安心！

當作著色劑使用的焦糖色素很有可能致癌，基於這個顧慮，不要吃比較好。

砂糖、可可塊、全脂奶粉、植物油脂、可可脂、乳糖、乳瑪琳（含有奶類）、脫脂奶粉、鮮奶油、麥芽糖、濃縮乳清（乳製品）、酒精飲料（含有柑橘）、水飴、可可、加糖煉乳、濃縮奶、奶油、乳化劑（取自奶類、大豆）、香料、海藻糖、著色劑（焦糖、類胡蘿蔔素、紅麴）

巧克力零嘴

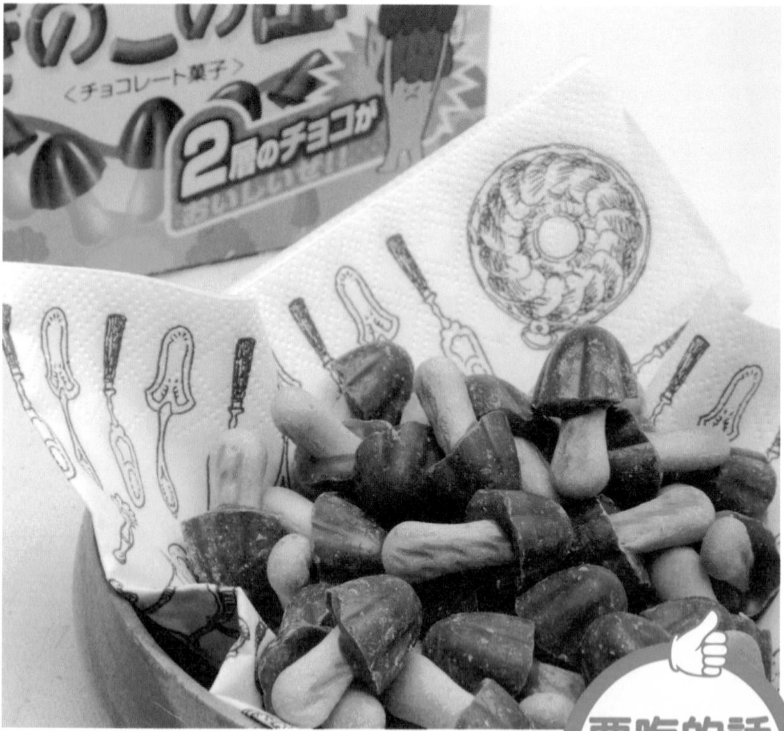

要吃的話
請選這個

香菇山

（明治）

砂糖、小麥粉、可可塊、植物油脂、全脂奶粉、可可脂、乳糖、酥油、煉乳粉、脫脂奶粉、高果糖玉米糖漿、奶油粉、麥芽萃取物、酵母、食鹽、乳化劑（含有大豆）、膨脹劑、香料

包括碳酸氫鈉（小蘇打）、碳酸氫銨等一共40種以上，當中沒有毒性極強的物質，但添加量多時可能會影響口感。

會增加壞的膽固醇、減少好的膽固醇，含有大量可能導致心臟疾病的反式脂肪。

雖然有令人介意的添加物，從整體來看數量並不多，要吃的話建議選這個。酥油裡含有較多的反式脂肪，注意不要吃太多。

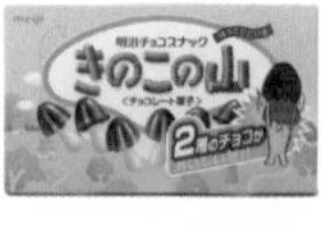

點心

這類零食的賣相可愛，大家都很喜歡。
但是買的時候請務必確認使用了哪些原料！

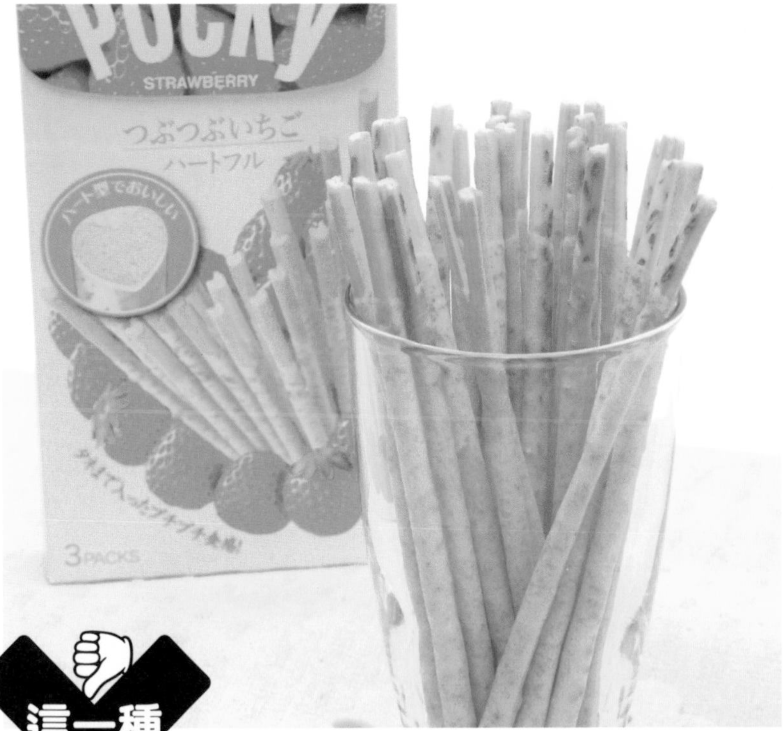

這一種
不行

POCKY 草莓心形果肉棒

（江崎固力果）

香料、乳化劑已經讓人有點介意，再加上使用了蔗糖素，根本碰不得。這些添加物千萬不要讓孩子吃。

麵粉、砂糖、植物油脂、全脂奶粉、乳糖、草莓粉、酥油、加糖煉乳、草莓籽、奶油、酵母、食鹽、香料、乳化劑、調味料（無機鹽）、酸味劑、甜味劑（蔗糖素）、婀娜多色素（部分原料含有大豆）

屬於有機氯化合物的一種，不存在於自然界的化學合成物質。目前尚不知道它會對人體造成何種影響。

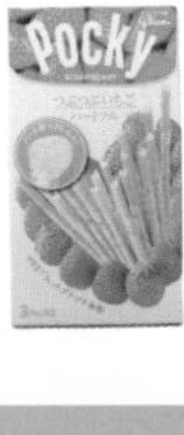

巧克力零嘴

巧克力零嘴大多是由巧克力及以麵粉做成的零食兩相結合而成。零食的部分大多會使用膨脹劑。膨脹劑包括碳酸氫鈉（小蘇打）、碳酸氫銨等一共四十種以上，當中並沒有毒性極強的物質，只是添加量多的話，可能會影響口感。

【香菇山】除了膨脹劑之外，只使用了乳化劑與香料，添加物並不多。

附帶一提，酥油乃是由植物油及氫結合而成，可以讓零食呈現出酥脆的口感。雖然被歸類於食品，但當中含有大量的反式脂肪，它會增加壞的膽固醇、減少好的膽固醇，提高罹患心臟疾病的機率，因此要避免攝取過量。

POCKY

（江崎固力果）

勉強OK！

和【香菇山】一樣含有相同的添加物——隱藏著大量反式脂肪的酥油，讓人有點介意，但危險性不是太高，算是勉強OK。

麵粉、砂糖、可可塊、植物油脂、全脂奶粉、酥油、麥芽萃取物、澱粉、食鹽、酵母、可可粉、奶油、乳化劑、香料、膨脹劑、婀娜多色素、調味料（無機鹽）（部分原料含有大豆）

【POCKY草莓心形果肉棒】當中使用了合成甜味劑蔗糖素。雖然能夠降低卡路里，但蔗糖素畢竟屬於有機氯化合物，是一種不存在於大自然中的化學合成物質。目前還不能明確知道它會對人體造成什麼樣的影響，因此這類的添加物還是少讓孩子碰為妙。

婀娜多色素是從胭脂樹萃取出來的黃色或橙色色素，在大量餵食大鼠的實驗中，發現它並不具毒性。

【樂天小熊餅】內添加了焦糖色素。焦糖色素一共有四種，當中有兩種具有會致癌的4－甲基咪唑。因為只簡單標示焦糖色素，我們無從得知究竟是使用了哪一種。

樂天小熊餅

（樂天）

不要吃較安心！

從使用了焦糖色素這點來看，不要吃比較好。因為焦糖色素裡含有可能致癌的物質。

植物油脂、麵粉、砂糖、乳糖、可可塊、澱粉、全脂奶粉、全蛋、乳清粉、食鹽、膨脹劑、焦糖色素、香料、乳化劑（取自大豆）

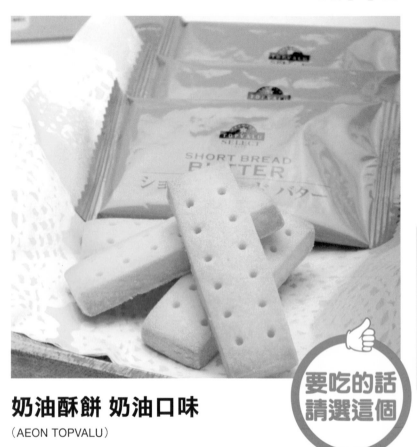

要吃的話
請選這個

奶油酥餅 奶油口味

（AEON TOPVALU）

麵粉、奶油、砂糖、植物油、小麥纖維、小麥蛋白、食鹽、脫脂奶粉

完全沒有任何高危險性的添加物，大可放心食用。就連平常用來讓餅乾更加蓬鬆脆口的膨脹劑也沒有添加。

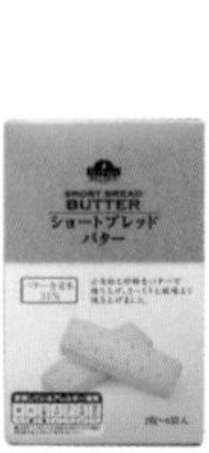

不少媽媽都會買回家囤貨，
究竟哪一種才不會有安全上的顧慮？

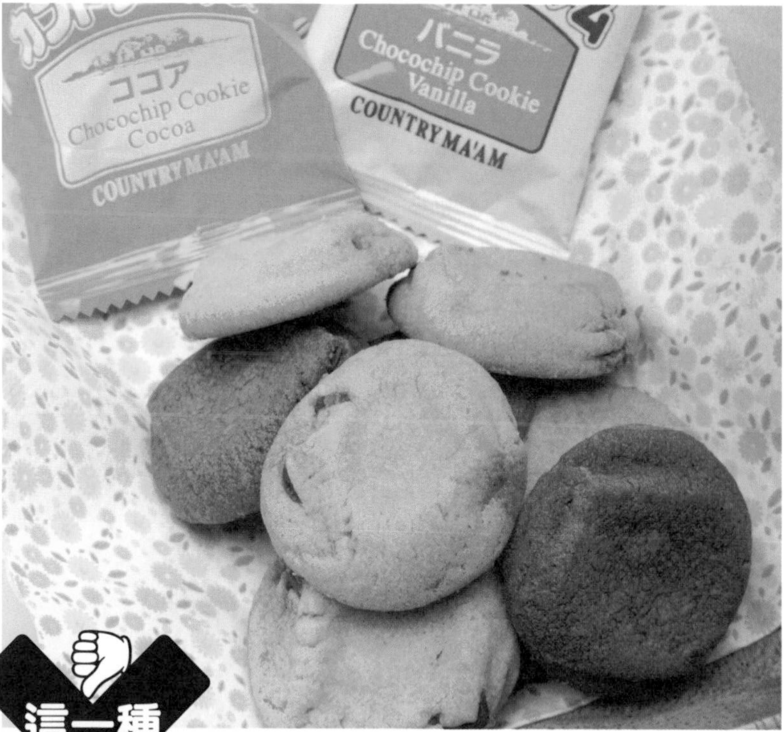

這一種
不行

鄉村餅
（不二家）

膨脹劑、乳化劑之外還使用了焦糖色素，非常NG。焦糖色素可能含有致癌性的物質，必須特別注意。

[香草]麵粉、砂糖、植物油脂、巧克力豆（含有奶類）、還原麥芽糖水飴、豌豆泥（含有奶類）、雞蛋、全脂大豆粉、脫脂牛奶、水飴、食鹽、蛋黃、全脂奶粉、麥芽糊精、修飾澱粉、乳化劑（取自大豆）、香料（取自奶類、大豆）、安定劑（修飾澱粉）、膨脹劑、焦糖色素

[巧克力]麵粉、砂糖、巧克力豆（含有奶類）、植物油脂、還原麥芽糖水飴、豌豆泥（含有奶類）、可可、雞蛋、水飴、脫脂奶粉、可可塊、全脂大豆粉、食鹽、蛋黃、全脂奶粉、麥芽糊精、修飾澱粉、乳化劑（取自大豆）、安定劑（修飾澱粉）、香料（取自奶類、大豆）、膨脹劑

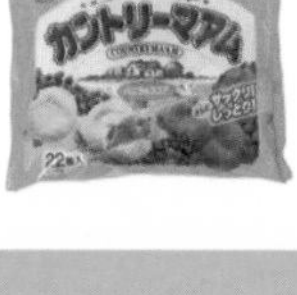

裡面可能含有致癌性的物質。

餅乾

餅乾除了當零嘴，也可以是一種輕食，算是相當方便的零食類。只是爲了要讓它蓬鬆香脆，通常都會使用膨脹劑。膨脹劑包括碳酸氫鈉（小蘇打）、碳酸氫銨、氯化銨等一共四十種以上，當中最常使用的便是碳酸氫鈉。不過通常都是混合多種膨脹劑一起使用，很少只使用單一的膨脹劑。其中雖然沒有毒性極強的物質，但添加的若是氯化銨，在餵食給兔子二公克的實驗中，有發生過十分鐘後死亡的案例，算是毒性較強的一種。

此外，碳酸氫鈉也被當成腸胃藥使用，正常的服用量是一天三～五公克。但是，患有胃潰瘍者服用後有可能引發胃穿孔的危險。食用含有碳酸氫鈉的餅乾，有可能覺得口感不佳。就這一點

月光奶油餅

（森永製菓）

勉強OK！

雖然也有乳化劑、膨脹劑，但算是勉強OK。乳化劑標示由「大豆」而來，想必應該是卵磷脂，這樣的話就很安全。

麵粉、砂糖、酥油、雞蛋、奶油、植物油脂、乳瑪琳、蛋黃、食鹽、乳化劑（取自大豆）、香料、膨脹劑、胡蘿蔔素

來看，【奶油酥餅 奶油口味】並未添加膨脹劑，滋味天然又爽口，大可放心食用。

至於【鄉村餅】，除了使用膨脹劑與乳化劑外，也添加了焦糖色素。【月光奶油餅】中所使用的乳化劑標示爲「取自大豆」，應該就是從大豆中萃取的卵磷脂。胡蘿蔔素是植物中具有的黃、橙、紅色色素，番茄色素、紅椒色素（辣椒色素）、β胡蘿蔔素等等皆是，來源並沒有安全上的問題。

【BISCO乳酸菌餅乾】的添加物意外的多，除了膨脹劑、香料、乳化劑，還加了調味料（胺基酸等）。

要特別提醒大家，添加了酥油這種內含反式脂肪的製品，小心不要吃太多了！

BISCO 乳酸菌餅乾

（江崎固力果）

勉強OK！

除了膨脹劑、香料、乳化劑等添加物之外，還使用了酥油，讓人稍微不放心。不過，只要注意不要吃太多，應該沒問題。

麵粉、砂糖、酥油、乳糖、加糖煉乳、牛奶調味料、全脂奶粉、食鹽、澱粉、乳酸菌、碳酸鈣、膨脹劑、乳化劑、香料、調味料（胺基酸等）、維他命B_1、維他命B_2、維他命D（部分原料含有大豆）

軟糖

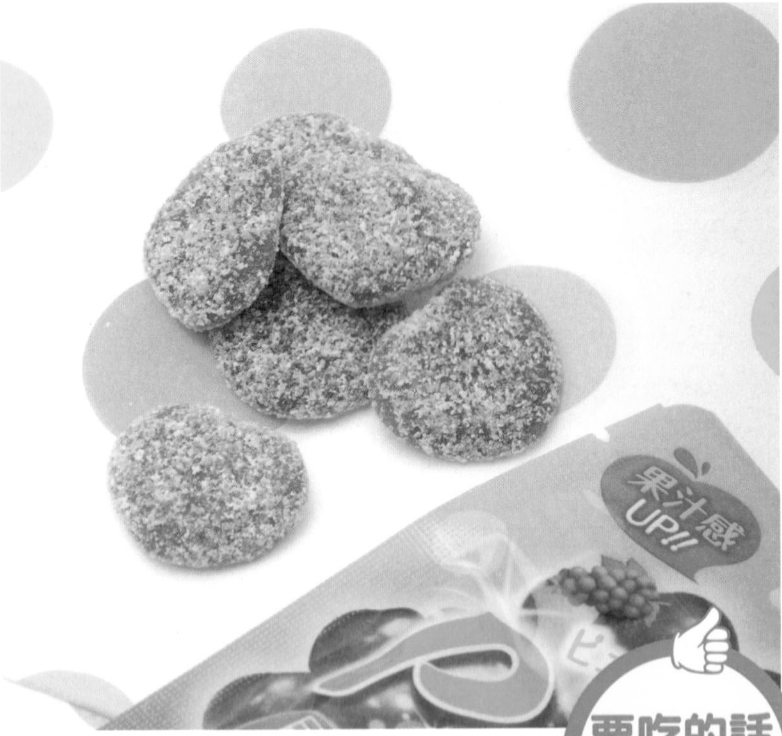

要吃的話
請選這個

PURE 葡萄味

（KANRO）

砂糖、水飴、明膠、濃縮葡萄汁、膠原胜肽、酸味劑、增稠劑（果膠）、碳酸鈣、香料、著色劑（花青素、梔子）、維他命C

都只標示了統稱，無法得知究竟是使用了哪些東西。

添加了香料及酸味劑，擔心有可能刺激口腔或胃部的黏膜。不過並沒有高危險性的添加物，要吃的話請選這個。

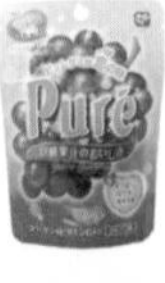

「希望孩子的牙齒堅固又健康」的媽媽們應該要知道的事。

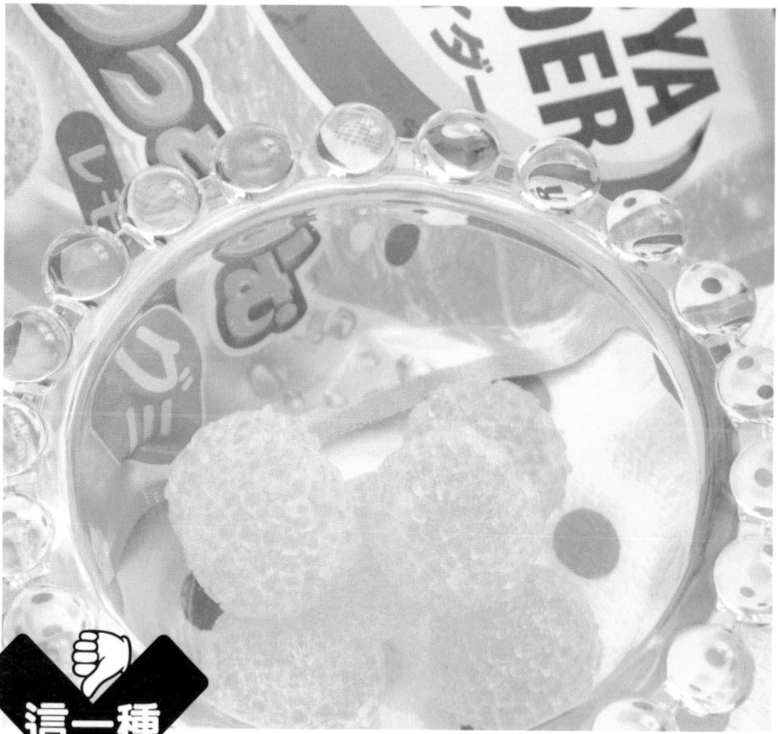

這一種不行

三矢蘇打檸檬軟糖

（Asahi Food & Healthcare）

為了安全著想，千萬別讓孩子吃含有合成甜味劑醋磺內酯鉀、蔗糖素的食物。所以這個東西不能吃。

砂糖、水飴、明膠、濃縮檸檬汁、食用油脂、甜味劑（山梨醇、醋磺內酯鉀、蔗糖素）、酸味劑、凝固劑（果膠：取自蘋果）、安定劑（微晶纖維素）、香料、黏稠劑（普魯蘭膠）、梔子色素、光澤劑

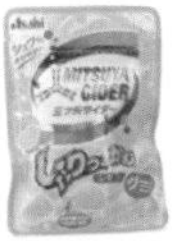

合成甜味劑的一種，因為低卡路里的關係，不少食品當中都有使用。是水果中原本就含有的成分，毒性弱，幾乎沒有急性的毒性。

這種合成甜味劑除了零食之外，也經常使用於低卡飲料或冷飲當中。雖然能夠降低卡路里，但也可能對肝臟及免疫力造成不良的影響。

軟糖

有些媽媽讓孩子吃軟糖，希望孩子「牙齒能夠更強壯」，但基本上我並不建議讓孩子吃軟糖。

首先是擔心裡面含有的刺激性香料。打開明治的【果汁軟糖葡萄】包裝，一股濃烈的人工氣味瞬間竄入鼻內。這味道很像葡萄，卻又混著令人不悅的接著劑氣味。放進嘴裡咀嚼，可以聞到塑膠味，舌頭覺得刺刺的，口腔黏膜也覺得乾澀。吞下去之後，腸胃黏膜有非常明顯的刺激感。

關於香料，合成品大約有一百三十種，天然的有接近六百種之多。將其中幾種甚至數十種加以組合，就能調配出葡萄等各種獨特的味道。某些合成香料的毒性極強，但因爲成分表中只標示

果汁軟糖 葡萄

（明治）

不要吃較安心！

酸味劑已經令人不安，再加上添加了刺激性的香料，有可能對孩子造成不好的影響，不要吃較安心。

水飴、砂糖、濃縮葡萄果汁、明膠、植物油脂、澱粉、酸味劑、凝固劑（果膠：取自蘋果）、香料、光澤劑

「香料」這個概稱，讓人無法得知究竟是使用了什麼。明治公司的說法是：「因爲是香料公司所調配，無法具體得知使用了哪些香料，也不了解是否爲合成或天然的香料。」也就是說，食品製造商自己也不清楚。氣味這麼強的香料很有可能是以合成的方式製成，再加上有些人厭惡這種味道，最好還是不要吃。

【SOURS軟糖 金黃蘋果】中添加了香料、酸味劑，甚至還有焦糖色素。光澤劑能夠製造光澤感，大多是萃取自動物或植物的油狀物質「蠟」。根據動物實驗，其中有一些會對肝臟或血液帶來不良的影響，但是在成分表中只標示了概稱「光澤劑」。

【三矢蘇打檸檬軟糖】中添加了醋磺內酯鉀與蔗糖素。

【PURE葡萄味】當中也有添加香料，但香味比其他的軟糖製品溫和。

SOURS 軟糖 金黃蘋果

（NOBEL 製菓）

不要吃較安心！

香料、酸味劑、光澤劑等等添加物讓人很不放心。此外還含有可能致癌的焦糖，不要吃較安心。

砂糖、水飴、明膠、植物油脂、果糖葡萄糖液、濃縮蘋果汁、糯米粉、酸味劑、香料、乳化劑、著色劑（薑黃、焦糖）、光澤劑、甜味劑（索馬甜）（部分原料含有小麥）

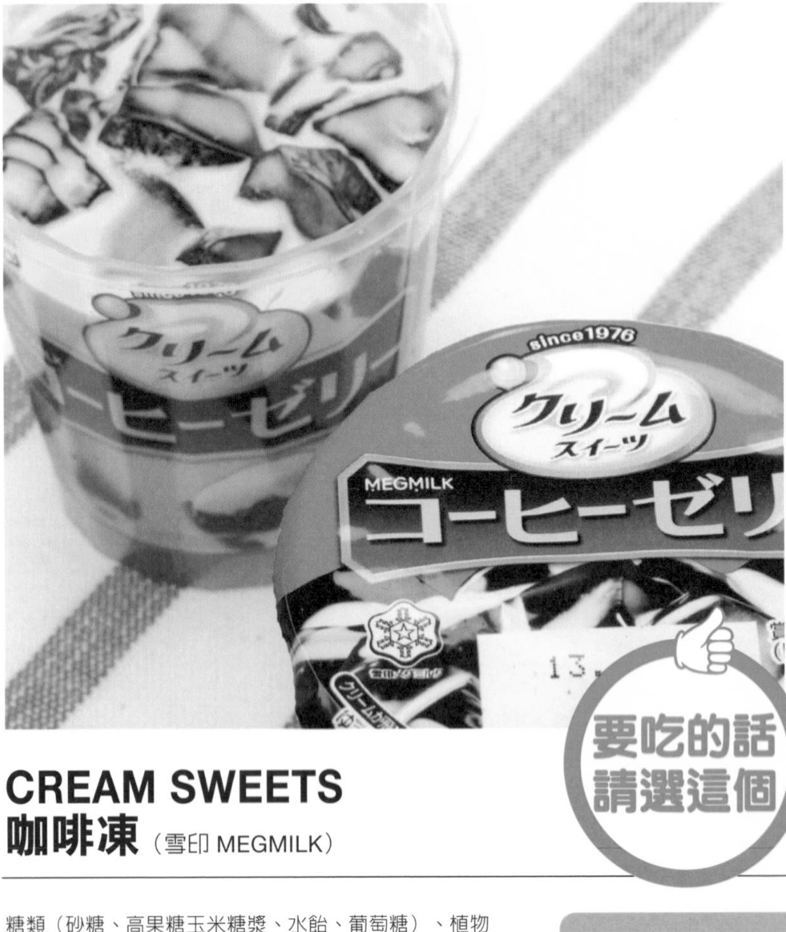

要吃的話
請選這個

CREAM SWEETS
咖啡凍（雪印 MEGMILK）

糖類（砂糖、高果糖玉米糖漿、水飴、葡萄糖）、植物油脂、咖啡、乳製品、明膠、食鹽、凝固劑（增黏多糖類）、香料、pH調整劑、乳化劑

並非毒性極強的物質。通常只使用一項的話會具體標示名稱，使用兩種以上卻只標示「增黏多糖類」，消費者就無從得知究竟使用了什麼。

雖然其中也有具危險性的香料，但添加量低於一般的0.01%，分量不多，加上使用品項非常多，因此允許以概稱方式標示。

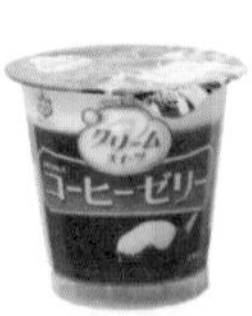

使用了增黏多糖類、香料、乳化劑等好幾項添加物，但都不是高危險性的東西，要吃的話請選這個。

感冒的時候也很方便吞食，
但也因此更應該仔細挑選。

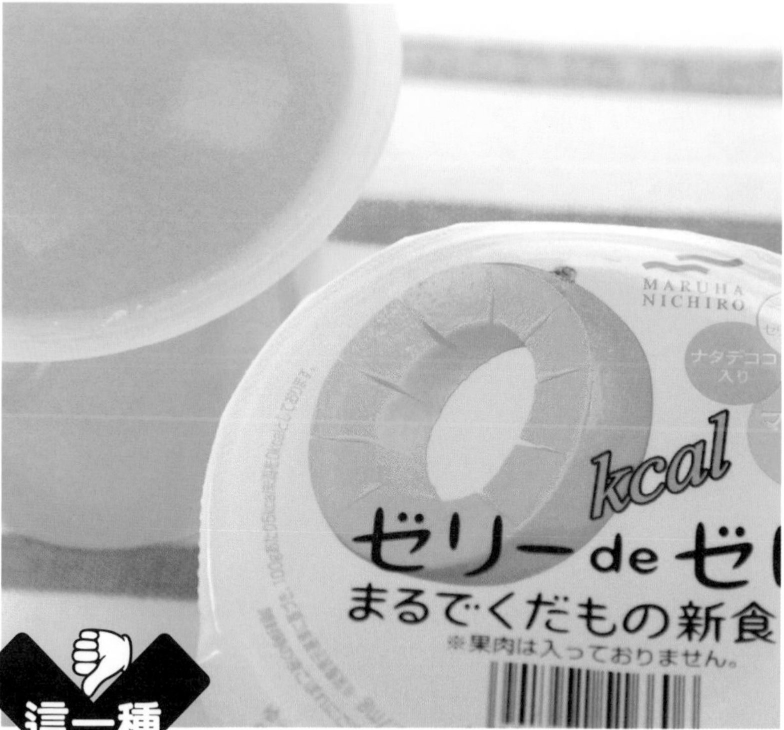

這一種不行

JELLY DE ZERO 芒果風味（MARUHA NICHIRO 食品）

除了增黏多糖類、酸味劑與香料，還添加了阿斯巴甜、醋磺內酯鉀、蔗糖素等三種合成甜味劑，千萬不要吃。

椰果、赤藻糖醇、芒果泥、牛奶、凝固劑（增黏多糖類）、酸味劑、香料、甜味劑（阿斯巴甜、醋磺內酯鉀、蔗糖素）、乳酸鈣、類胡蘿蔔素、抗氧化劑（維他命C）

因為能夠降低卡路里而備受矚目，但有可能對肝臟、免疫力造成不良的影響。

可能會引起腦瘤。此外也有報告指出會造成白血病及淋巴腫瘤（根據動物實驗）。

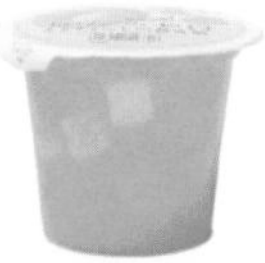

果凍

【CREAM SWEETS咖啡凍】與其他三款製品最大的不同點，就是有無使用明膠。【CREAM SWEETS咖啡凍】添加了明膠，而其他三者並未使用。

說到果凍，大家普遍認爲當中應該有添加明膠。但如今有不少果凍製品當中其實並沒有明膠，而是以作爲凝固劑的增黏多糖類替代，讓產品凝固。

明膠是一種將大量含於動物皮或軟骨中的蛋白質——膠原蛋白——加以分解取得的物質。增黏多糖類則是萃取自樹木的分泌液、豆科植物種子、海藻、細菌等，是具有黏性的多糖類，與明膠完全不同。以明膠製成的果凍扎實且富有滋味，利用增黏多糖

橘子果凍

（7 PREMIUM）

勉強OK！

和【CREAM SWEETS咖啡凍】一樣，雖然有好幾種添加物，但都不屬於高危險性的物質，算是勉強OK。

橘子、高果糖玉米糖漿、砂糖、葡萄糖、濃縮蘋果汁、洋酒、凝固劑（增黏多糖類）、酸味劑、香料、乳化劑

類製作的果凍則完全沒味道，也無法提供蛋白質（不過要注意，有些兒童會對明膠過敏）。

【JELLY DE ZERO芒果風味】當中，除了增黏多糖類、酸味劑、香料之外，還添加了阿斯巴甜、醋磺內酯鉀、蔗糖素等三種合成甜味劑。

打開【JUICY葡萄果凍】包裝時，有一股相當刺鼻的香味。和明治的【果汁軟糖 葡萄】相同，是一種刺激性強的人造香氣。放進嘴裡吃吃看，可以感覺到類似接著劑的化學物質味道，怎麼都不覺得是一種有益孩子健康的食品。雪印MEGMILK的【果香蘋果果凍】當中，也使用了氣味強烈的香料。

至於7 PREMIUM的【橘子果凍】並沒有強烈的香氣，感覺是比較自然的味道。

JUICY 葡萄果凍

（雪印 MEGMILK）

不要吃較安心！

酸味劑、增黏多糖類頗讓人不放心，更令人擔心的還有香料。與【果汁軟糖 葡萄】相同，帶有一種刺激性強的人造香氣，非常不建議給孩子食用。

葡萄果汁、糖類（砂糖、高果糖玉米糖漿、葡萄糖）、酸味劑、凝固劑（增黏多糖類）、香料

布丁

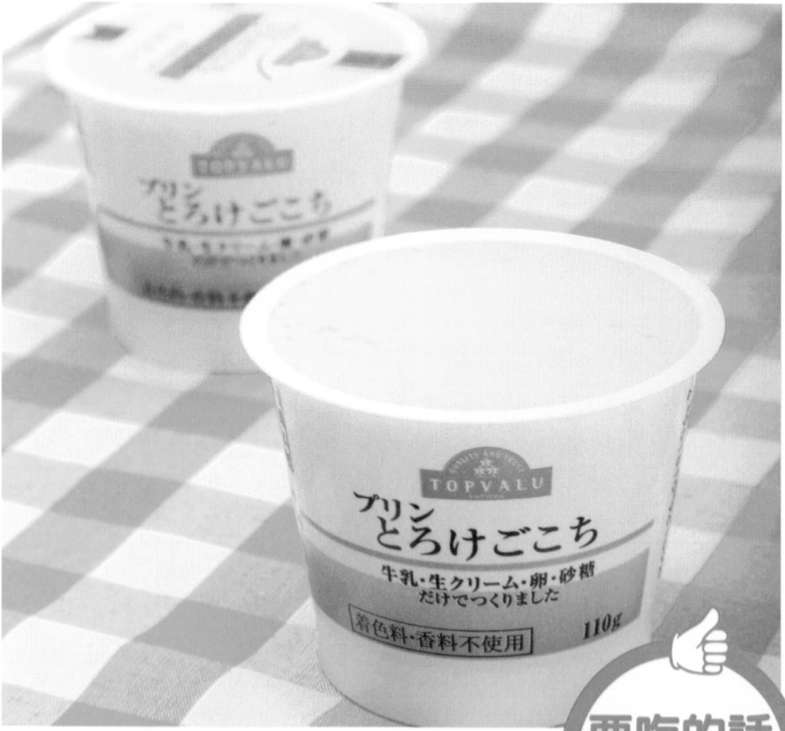

要吃的話
請選這個

入口即化布丁

（AEON TOPVALU）

牛奶、鮮奶油（乳製品）、全蛋、砂糖、焦糖醬

根據AEON TOPVALU的說法，並未使用含可能致癌的焦糖色素。

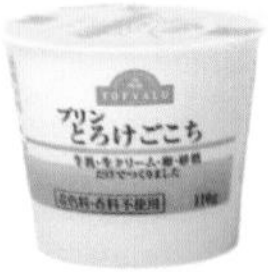

要吃的話請選這個。完全不含添加物，可以放心地吃，還可以吃到布丁原本的滋味。也不必擔心焦糖醬。

口感柔滑，甜味溫潤。
但有可能是因為添加物的關係？

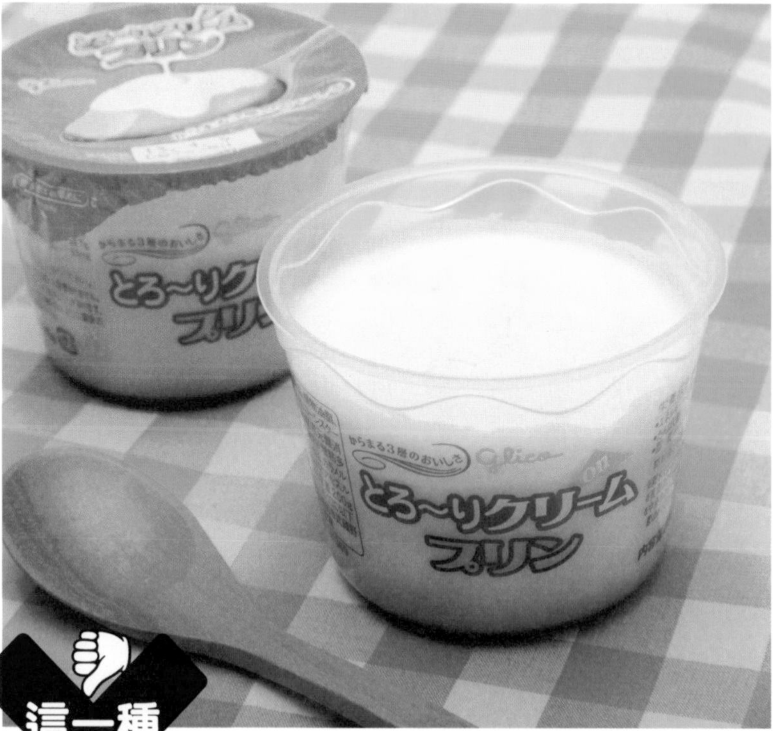

這一種不行

滑順～奶油布丁

（固力果乳業）

砂糖、乳製品、植物油脂、麥芽糊精、焦糖糖漿、生乳、水飴、玉米澱粉、蛋黃油、明膠、乳蛋白、膳食纖維（難消化性麥芽糊精）、食鹽、乳清鈣、黏稠劑（增黏多糖類、修飾澱粉）、香料、乳化劑、酪蛋白酸鈉、焦糖色素、偏磷酸鈉、β胡蘿蔔素、甜味劑（醋磺內酯鉀、蔗糖素）、酸味劑

屬於磷酸的一種，攝取過量會使血液中的鈣質減少，骨骼變得脆弱。

雖然是為了降低卡路里，但使用醋磺內酯鉀、蔗糖素就是不行，因為有可能對孩子的身體造成不好的影響。

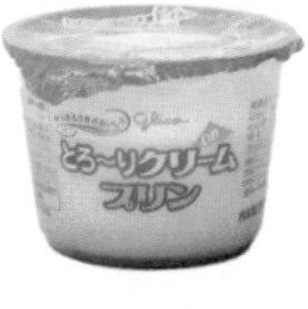

布丁

就像漫畫人物「小丸子」最喜歡吃布丁，大部分的孩子都抗拒不了香甜柔滑的布丁吧。這種柔滑感原本是來自於雞蛋與牛奶，但市面上有不少產品使用的是凝固劑——增黏多糖類。

其中，不以凝固劑呈現出布丁原有滋味的便是【入口即化布丁】。不摻任何添加物，完全靠雞蛋與牛奶本身的滋味做出「好吃」的布丁。焦糖醬則是由糖與水加熱煮成。成分表內沒有「焦糖色素」，是因爲完全沒有添加的關係。我再次與AEON TOPVALU公司確認，對方表示「的確沒有使用焦糖色素」。

在【滑順~奶油布丁】當中，含有屬於磷酸鹽的偏磷酸鈉、焦糖色素，甚至是合成甜味劑醋磺內酯鉀與蔗糖素。應該是爲了

固力果布丁

（固力果乳業）

勉強OK！

雖然使用了增黏多糖類、香料、乳化劑、酸味料等等幾種令人介意的添加物，但還算安全。β胡蘿蔔素、維他命C等都沒有危險性。

乳製品、焦糖糖漿、砂糖、植物油脂、生乳、玉米澱粉、雞蛋粉、食鹽、凝固劑（增黏多糖類）、香料、乳化劑、酸味劑、胡蘿蔔素、V.C

降低卡路里，才使用這些甜味劑吧。但它們很有可能對發育中的孩子造成不好的影響。

【固力果布丁】因爲大量製造的關係，算是非常普遍的布丁。當中除了增黏多糖類，還添加了香料、乳化劑與酸味劑。胡蘿蔔素是植物中具有的黃、橙、紅色色素的統稱，番茄色素、紅椒色素（辣椒色素）、β胡蘿蔔素等等皆是，來源並沒有安全上的問題。V.C是指維他命C，並無問題。

【MEGMILK柔滑布丁】因爲在增黏多糖類、乳化劑、香料之外還添加了焦糖色素，因此不建議食用。

MEGMILK 柔滑布丁

（雪印 MEGMILK）

不要吃較安心！

含有令人擔心的增黏多糖類、乳化劑、香料等等添加物，而且還加了著色劑焦糖（焦糖色素），完全不推薦。

糖類（砂糖、高果糖玉米糖漿、葡萄糖、水飴）、乳製品、植物油脂、澱粉、明膠、寒天、凝固劑（增黏多糖類）、乳化劑、香料、著色劑（胡蘿蔔素、焦糖）

優格（原味）

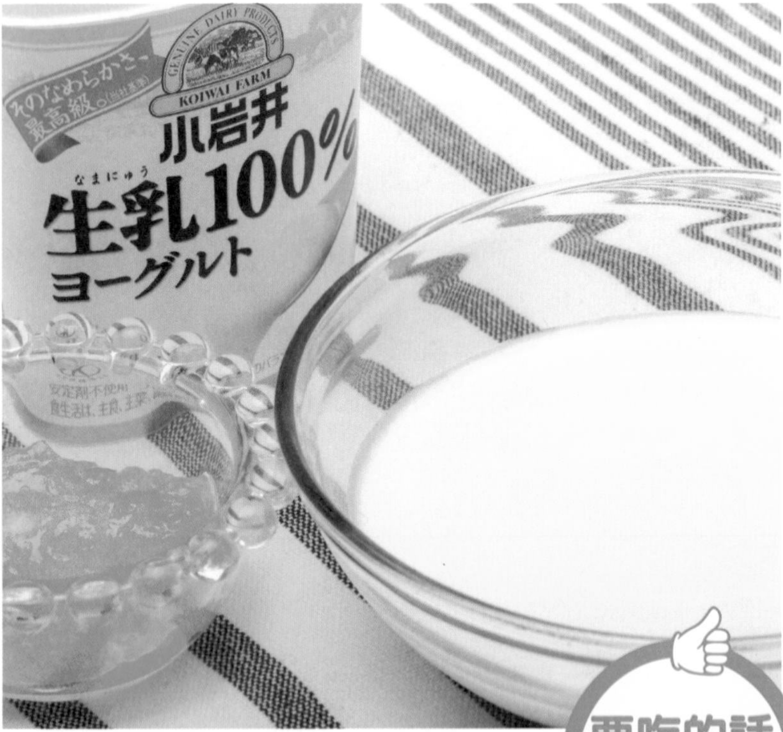

要吃的話
請選這個

小岩井 生乳 100% 優格

（小岩井乳業）

生乳

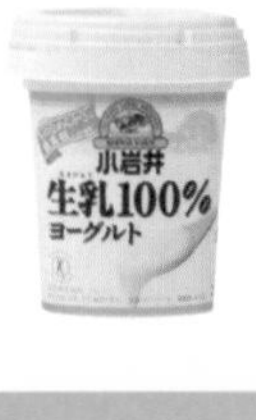

沒有任何產品是百分之百安全，如果要吃，請選這個。只使用了生乳，口感滑順，是屬於酸味較低的美味優格。

健康食品之王！
要吃的話就選最安全的製品。

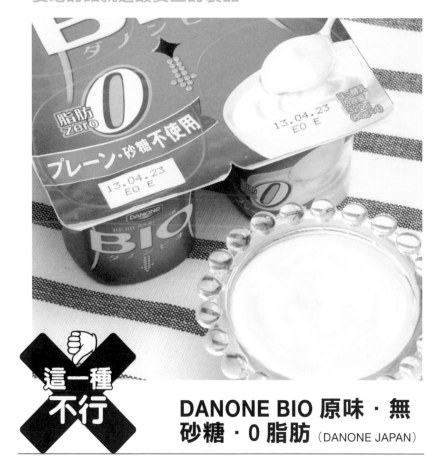

這一種
不行

DANONE BIO 原味・無砂糖・0 脂肪（DANONE JAPAN）

乳製品、乳蛋白、明膠、增稠劑（修飾澱粉）

廣告雖然暗示具有幫助排便的效果，但這個並不屬於特定保健食品。單純食用的話倒是沒什麼問題。

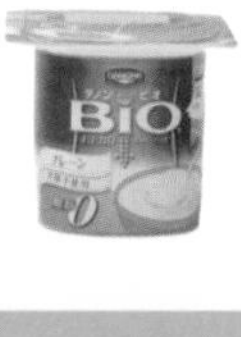

優格（原味）

有些人認爲「優格有益健康，應該天天吃」。的確，原味優格含有豐富的蛋白質與鈣質，還能調整腸胃，是相當優秀的食品。

尤其要推薦給大家的是【小岩井 生乳100%優格】。如同其商品名，是只使用生乳（牛乳）爲原料發酵而成的製品，口感滑順，算是沒什麼酸味的「美味」優格。而且還獲得日本消費者廳的特定保健食品認證，能夠「透過比菲德氏活菌（雷特氏B菌）改善腸道環境，讓腸胃保持在最佳狀態」。

雖然【DANONE BIO原味・無砂糖・0脂肪】暗示有助於排便順暢的電視廣告打得很凶，但是它並未取得特定保健食品的

這個也OK！

森永比菲德氏菌原味優格 BB536

（森永乳業）

含有好菌的代表比菲德氏菌，經過人體臨床實驗，確實能夠增加排便次數，改善排便狀況，因此獲得特定保健食品的認證。

生乳、乳製品

認證。DANONE JAPAN表示是透過問卷調查確認產品有助於改善排便，但消費者廳並未認可其「可調整腸胃狀況」的效果。

【森永比菲德氏菌原味優格BB536】含有好菌的代表比菲德氏菌，經過人體臨床實驗，確實能夠改善排便狀況及排便次數，因此獲得了「可調整腸胃狀況」的特定保健食品認證。

【明治保加利亞優格LB81原味】則是透過讓一百零六位女大學生食用之後排便狀況良好、便祕獲得改善的結果，也獲得了特定保健食品認證。只是，這些製品的原料除了生乳之外，也使用了乳製品（鮮奶油、脫脂奶粉、全脂奶粉等等），就口感與滋味來說，還是贏不了【小岩井 生乳100%優格】。

明治保加利亞優格 LB81 原味

（明治）

106位女大學生食用後排便狀況變好，便祕獲得改善，因此也取得了特定保健食品認證。

生乳、乳製品

水果優格

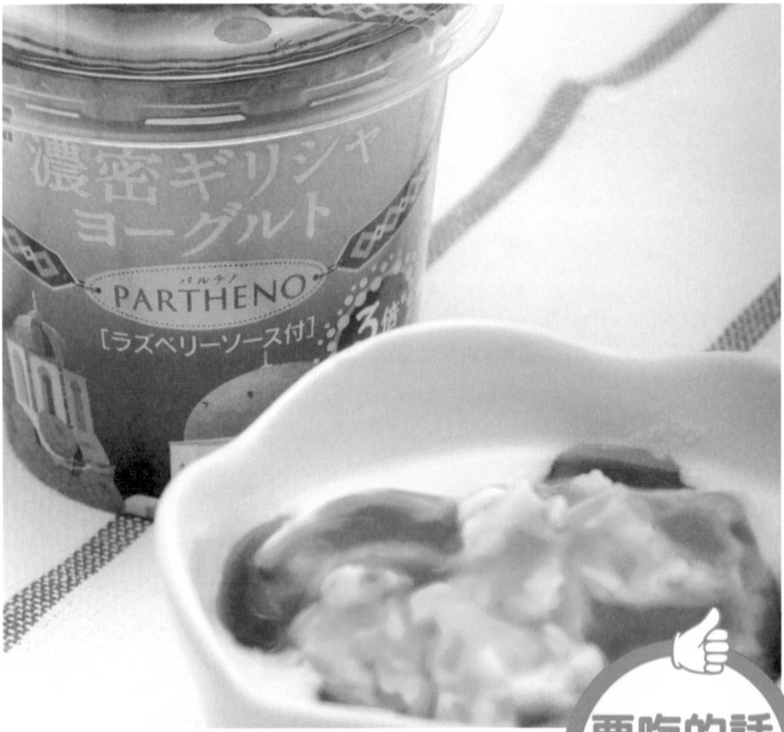

要吃的話
請選這個

濃密希臘優格 PARTHENO 含覆盆莓果醬（森永乳業）

【主商品】乳製品 【附屬品】砂糖、覆盆莓果泥、酸味劑

只標示概稱，無從得知是使用了什麼東西。雖然酸味劑沒什麼毒性，但大量攝取有可能使得口腔或胃黏膜受到刺激。

不同於其他製品，沒有使用香料，這一點非常○，要吃的話請選這個。只是添加了酸味劑，多少令人感到不安。

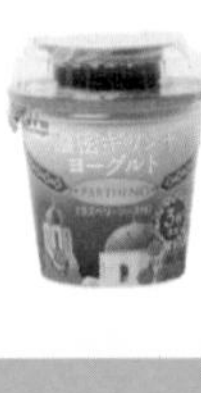

孩子們方便吃，對腸胃也很好。以為是非常好的產品，但其實……

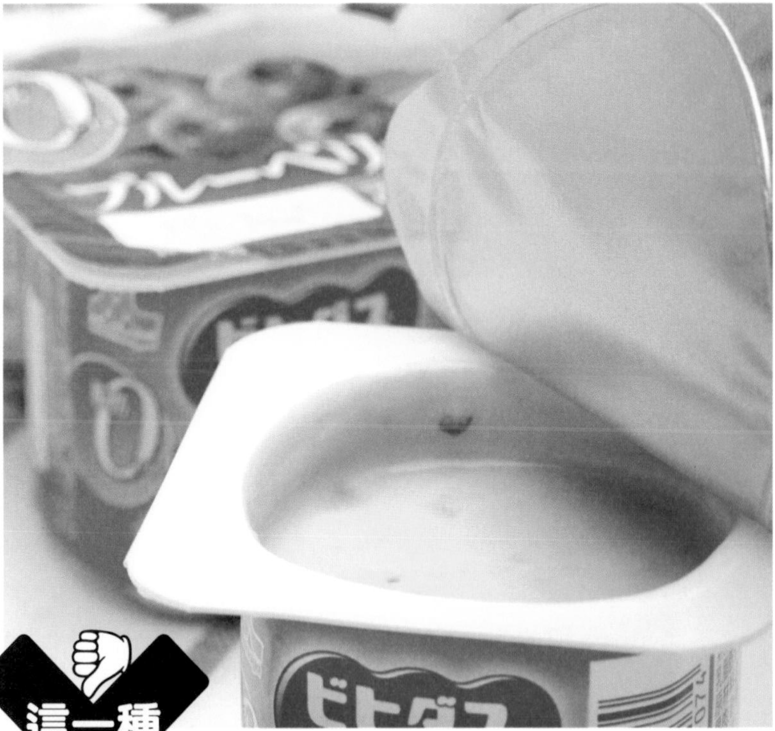

這一種不行

森永比菲德氏菌 0 脂肪藍莓（森永乳業）

使用了合成甜味劑蔗糖素，光憑這一點就×。含有高危險性添加物的食品，千萬別給孩子吃。

乳製品、藍莓果肉、砂糖、野櫻莓果汁、乳蛋白、明膠、椰子油、香料、增黏多糖類、酸味劑、甜味劑（蔗糖素）

非常不易分解的化學物質，進入人體之後會在全身各處跑，有可能打亂免疫系統。

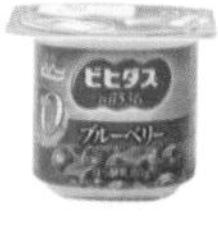

水果優格

原味優格與水果優格截然不同，可以說是兩個相當不同的世界。

一般的水果優格都使用了濃烈的香料。散發出來的草莓或藍莓的香氣，都是爲了吸引消費者的青睞，但有些人反而很不喜歡這種味道。這些香料不但會影響氣味，也可能對身體造成不好的影響。

重點是，我們無法得知究竟是使用了哪些東西。香料通常是由香料商製作，他們以企業機密爲擋箭牌，成分及製作方法完全不公開。因此，使用了香料的食品製造商也不知道裡面究竟加了些什麼。這樣的話，我們怎麼可能放心地食用呢？

明治保加利亞優格 0 脂肪 草莓

不要吃較安心！

（明治）

使用了氣味強烈的人工香料，對味道敏感的人也許會因此覺得噁心不舒服，因此完全不推薦。

乳製品、草莓果肉、砂糖、乳清蛋白、明膠、紅麴色素、乳酸鈣、增黏多糖類、香料、甜味劑（甜菊糖）

幸好有少許產品並未添加香料，【濃密希臘優格PARTHENO含覆盆莓果醬】就是其中之一。優格主商品是原味優格，可以拌入添附的覆盆莓果醬食用。果泥中也沒有摻入香料。覆盆莓本身就具有強烈的香氣，也許是這樣而不必再添加香料。至於酸味劑，因爲只標示概稱，無法具體了解添加物的內容，這一點頗讓人擔心，不過在增加酸味及保存性上倒是有不小的幫助。

【森永比菲德氏菌0脂肪 藍莓】當中，除了香料、酸味劑，也添加了蔗糖素。

【DANONE BIO草莓】中使用的甜味劑甜菊糖，是以產自南美洲的甜菊葉萃取出來的甜味成分。因爲甜菊在體內代謝而成的物質會對雄性動物的精囊產生不良的影響，EU（歐盟）遲遲未許可使用。不過，從二〇一一年十二月起，歐盟改以一日每公斤體重限制攝取四毫克以下的但書，開放使用。

DANONE BIO 草莓

（DANONE JAPAN）

不要吃較安心！

和【明治保加利亞優格0脂肪 草莓】相同，使用了刺激性的香料，對味道敏感的人有可能會感覺不舒服。

乳製品、草莓果肉．果汁、砂糖、乳蛋白、明膠、香料、酸味劑、紅麴色素、增黏多糖類、鹽化鈣、甜味劑（甜菊糖）

糖果

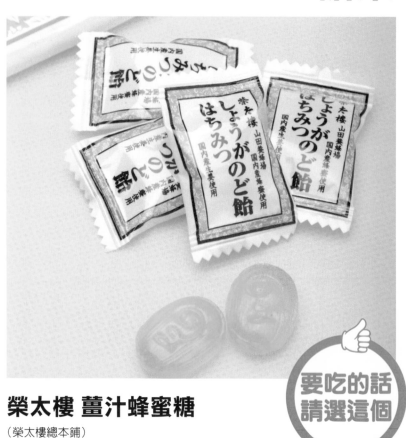

要吃的話
請選這個

榮太樓 薑汁蜂蜜糖

（榮太樓總本鋪）

水飴、砂糖、蜂蜜（日本產）、薑粉（日本產）

完全沒有香料等任何添加物，香氣與滋味都十分自然，是可以放心讓孩子吃的糖果。

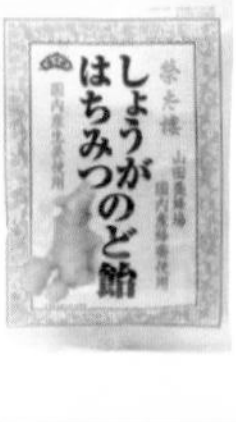

擔心吃糖會蛀牙？
這當然有必要，但了解添加物更為重要。

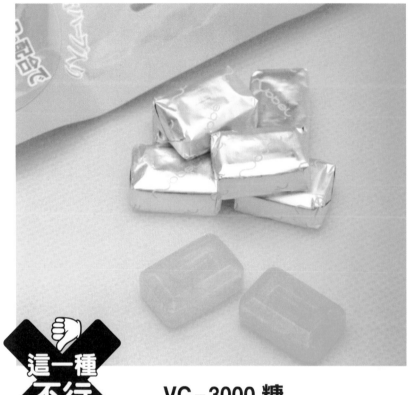

這一種不行

VC-3000 糖

（NOBEL 製菓）

還原巴拉金糖、還原水飴、藥草萃取物、木瓜海棠萃取物、維他命C、香料、甜味劑（阿斯巴甜、甜菊糖）、薑黃色素、維他命B_2、維他命B_1

根據義大利的動物實驗結果，有可能引發白血病及淋巴腫瘤。

使用了阿斯巴甜，所以NG。請盡量避免食用含有蔗糖素與醋磺內酯鉀等添加合成甜味劑的食品。

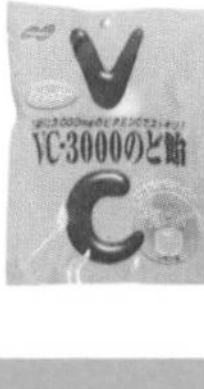

糖果

最近很流行吃口含糖，市面上有不少產品，當中最推薦的是【榮太樓 薑汁蜂蜜糖】。沒有添加香料等任何添加物，也沒有刺激的人工香味。薑的味道十分明顯而自然，可以溫和地滋潤喉嚨。是能夠放心讓孩子吃的糖果。

不過，吃糖很容易蛀牙，要非常注意不要吃太多。此外，吃完糖果之後盡量要刷牙。

【VC–3000糖】隨著歌手天童芳美所拍攝的電視廣告而打開了知名度，但裡面含有合成甜味劑阿斯巴甜，根據義大利的動物實驗結果，它有可能引發白血病及淋巴腫瘤，能不吃就不吃。

【不二家牛奶糖】是歷史悠久的糖果，我小時候也經常吃。

不二家牛奶糖

（不二家）

勉強OK！

乳化劑有好幾種，其中有些具高危險性。不過，【不二家牛奶糖】當中並未含毒性強的添加物，因此不會有問題。

水飴、加糖煉乳、白砂糖、植物油脂、食鹽、乳化劑產品最大的特色是自然的奶香，只是當中使用了乳化劑卻沒有標示出具體的名稱，頗令人介意。乳化劑可以讓油與水這兩種不易結合的液體更容易混合，合成物有九種，當中也有可能不安全的乳化劑。向不二家詢問，回答是「只使用脂肪酸甘油酯」。這種乳化劑相當類似脂肪，食品中也含有這個成分，因此沒有安全上的顧慮。

樂天的【口含糖】相當受歡迎，但其中使用了幾種添加物，特別讓人擔心的是焦糖色素。如果使用的是三號或四號焦糖色素，當中可是含有具致癌風險的4－甲基咪唑。若是一號或二號焦糖色素，則不具這種致癌物質。

口含糖

（樂天）

不要吃較安心！

裡面有好幾種添加物，最令人擔心的是加了焦糖色素。焦糖色素有四種，當中兩種含有致癌物質。

砂糖、水飴、藥草萃取物、濃縮木瓜海棠果汁、麥芽萃取物、香料、焦糖色素、調味料（胺基酸）、（部分原料含有大豆）

口香糖

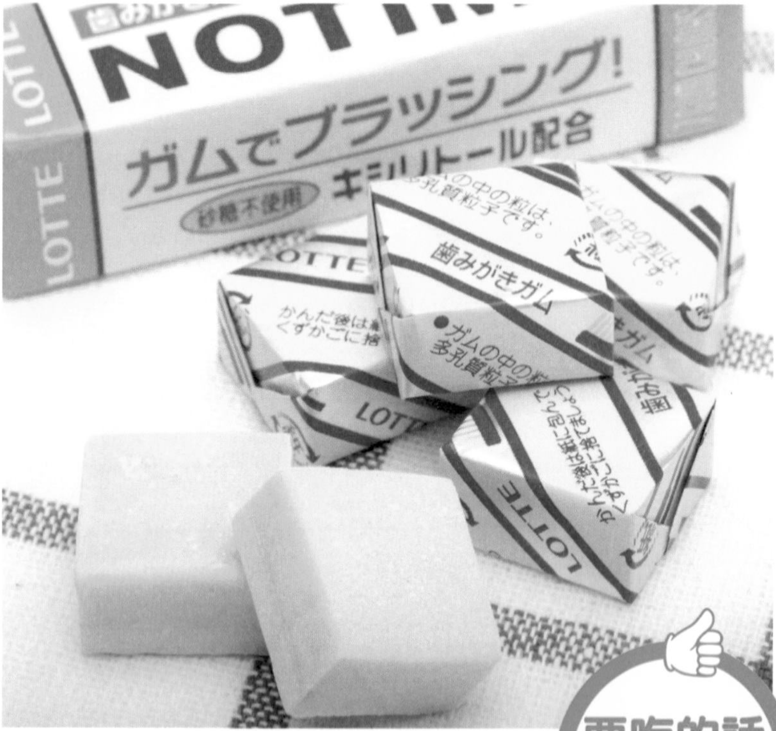

要吃的話請選這個

樂天 NOTIME 口香糖

（樂天）

巴拉金糖、還原巴拉金糖、還原麥芽糖水飴、烏龍茶萃取物、麥芽糊精、口香糖膠、甜味劑（木醣醇）、香料、碳酸鈣、軟化劑、乳酸鈣、增稠劑（阿拉伯膠）、著色劑（銅綠葉素、梔子）、mutastein、維他命P、（部分原料含有乳類、明膠）

蜂蜜、甘蔗當中都含有少量的這種甜味成分。以砂糖製成，屬於食品類。

能夠預防蛀牙的著名甜味劑。草莓、棗類當中原本就含有這種甜味成分，沒有安全上的問題。

【樂天NOTIME口香糖】未使用其他製品當中摻有的阿斯巴甜或醋磺內酯鉀等合成甜味劑，因此要吃的話請選這個。

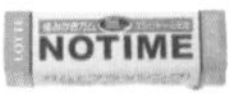

2000年獲得許可使用的添加物，甜度是砂糖的200倍。根據動物實驗，會對肝臟與免疫力造成不良的影響。

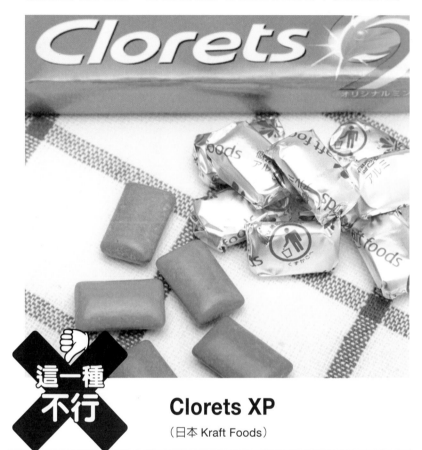

這一種不行

Clorets XP

（日本 Kraft Foods）

加了合成甜味劑阿斯巴甜與醋磺內酯鉀，所以NG。裡面有太多不安全的成分，不要給孩子吃。

麥芽糖醇、還原水飴、萃取物、植物油脂、口香糖膠、白背櫟萃取物、植物油脂、甜味劑（木醣醇、阿斯巴甜、醋磺內酯鉀）、香料、阿拉伯膠、甘露醇、香辛料萃取物、植物蠟、著色劑（銅葉綠素）、卵磷脂、過氧化酶、（部分原料含有大豆、明膠）

2000年獲得許可使用的添加物，甜度是砂糖的200倍。根據動物實驗，會對肝臟與免疫力造成不良的影響。

可能會增加罹患腦瘤的風險。此外也有報告指出它會造成白血病及淋巴腫瘤（根據動物實驗）。

口香糖

市面上販售的口香糖，絕大多數都含有阿斯巴甜或醋磺內酯鉀。這是因爲要消除消費者「嚼口香糖會蛀牙」的疑慮，於是放棄使用糖類，改以合成甜味劑來取代。看看這次要介紹的製品，除了【樂天NOTIME口香糖】之外，全都添加了這些甜味劑。

在美國，對於阿斯巴甜的安全性尚存有爭議，也有不少報告指出它具有危險性。

阿斯巴甜是由L－苯丙胺酸與天門冬醯氨酸及劇毒物甲醇結合而成，它的甜味是砂糖的一百八十～二百二十倍。美國在一九八一年時認可使用，但有食用阿斯巴甜的人抱怨出現頭痛、目眩、失眠、視力或味覺障礙等症狀。很有可能是阿斯巴甜是由

XYLITOL 木醣醇口香糖

（樂天）

這個也不行

NG的原因是以合成甜味劑阿斯巴甜取代糖類。絕大部分的口香糖中都摻有合成甜味劑，買的時候務必要確認清楚。

麥芽糖醇、甜味劑（木醣醇、阿斯巴甜）、口香糖膠、香料、增稠劑（阿拉伯膠）、光澤劑、磷酸鈣、囊藻萃取物、著色劑（紅花黃、梔子）、橙皮素、（部分原料含有明膠）

劇毒物甲醇製成的關係。

此外，根據一九九〇年代後期好幾位專家的研究，阿斯巴甜有可能引發腦瘤。

甚至在二〇〇五年義大利的實驗中，持續讓大鼠吃下含有阿斯巴甜的餌食，確認有可能出現白血病及淋巴腫瘤。而且讓牠們食用與人類攝取量差不多的分量，也出現了異狀。因此最好避免食用。

木醣醇是能夠預防蛀牙的甜味劑，經常添加於口香糖中。這個甜味成分原本就存在於草莓、棗類當中，沒有安全上的問題。

巴拉金糖則是少量存在於蜂蜜及甘蔗當中的甜味成分，由砂糖製成，歸屬於食品類。

XYLISH

（明治）

這個也不行

和【Clorets XP】一樣，使用了高危險性的合成甜味劑阿斯巴甜與醋磺內酯鉀，千萬不要吃。

麥芽糖醇、薄荷粉、薄荷萃取物、植物油脂、甜味劑（木醣醇、阿斯巴甜、醋磺內酯鉀）、口香糖膠、香料、增稠劑（阿拉伯膠）、碳酸鈣、纖維素、著色劑（類黃酮、梔子）、軟化劑、光澤劑、磷酸鈣、乳化劑、多酚氧化酶

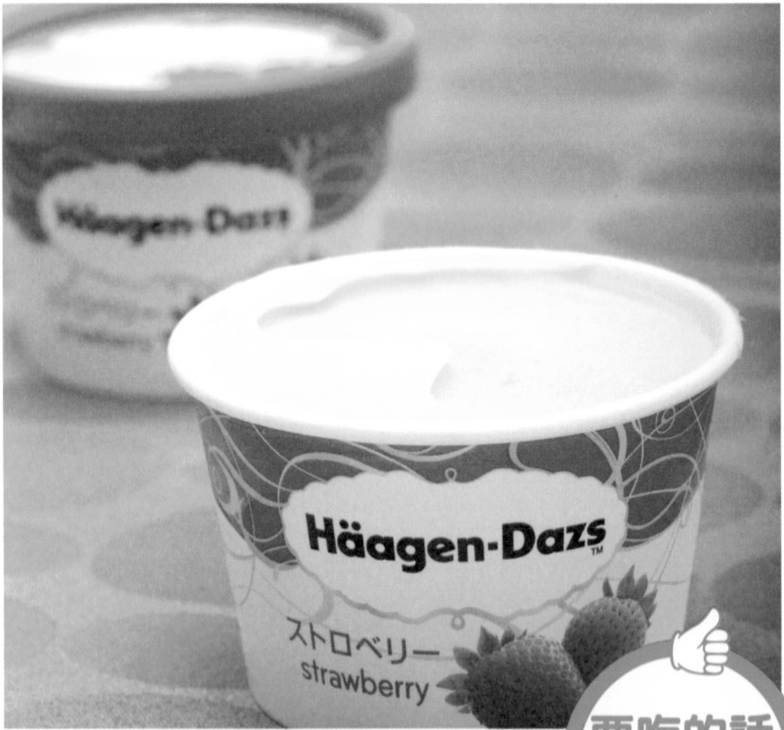

要吃的話
請選這個

哈根達斯 草莓

（哈根達斯）

鮮奶油、濃縮脫脂乳、草莓果肉、砂糖、蛋黃、（部分原料含有蛋白）

完全沒有添加物，單純以鮮奶油、蛋黃等製成的冰淇淋，既安全又好吃。要給孩子吃冰淇淋的話，請選這個。

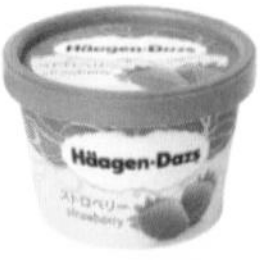

所有孩子都喜歡冰淇淋。
如果經常吃，一定要檢查製作的原始材料。

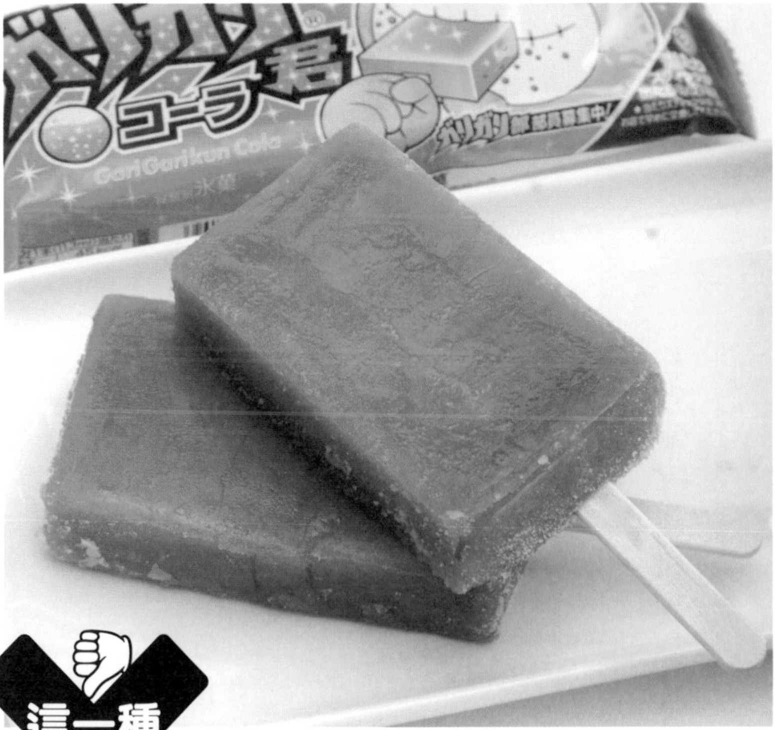

這一種
不行

嘎哩嘎哩君 可樂

（赤城乳業）

光是添加香料、酸味劑、著色劑焦糖色素等就讓人頗介意了，甚至還含有合成甜味劑蔗糖素與醋磺內酯鉀，千萬吃不得。

高果糖玉米糖漿、蘋果汁、砂糖、葡萄糖、水飴、利口酒、食鹽、香料、安定劑（果膠）、著色劑（焦糖、花青素）、酸味劑、小蘇打、甜味劑（蔗糖素、醋磺內酯鉀）、乳化劑

四種當中有兩種具有致癌物質。只標示使用了「焦糖色素」，無從得知究竟是添加了哪一種，讓人無法放心。

零食、低卡飲料等經常使用的合成甜味劑。雖然能夠降低卡路里，但也可能對肝臟及免疫力造成不良的影響。

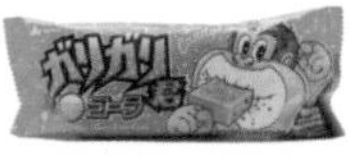

冰淇淋

經常聽到人們說「哈根達斯眞好吃」。因爲它沒有使用添加物，只以鮮奶油、蛋黃等材料製成，即使是「吃冰淇淋會拉肚子」的人，吃哈根達斯並不會有這種狀況發生。不過，即便同是哈根達斯公司的產品，威化夾心餅產品當中有使用添加物，這一點要多注意。

【ESSEL SUPER CUP超級香草】可以說是最受歡迎的冰淇淋。安定劑是爲了讓產品保持一定的品質、使成分均勻分散而使用的添加物，同時還能讓口感變得更好，呈現柔滑的質感。纖維素屬於一般飲食添加物（可作爲一般食品使用的添加物）。海藻纖維素、地瓜纖維素、玉米纖維素、椰果等等都屬於這一類。雖

ESSEL SUPER CUP 超級香草

（明治）

勉強OK!

某些香料帶有強烈的毒性，但這裡並未明確標示出使用哪一種，令人感到不安。纖維素倒是沒有安全上的問題。

糖類（砂糖、水飴、高果糖玉米糖漿）、乳製品、植物性脂肪（棕櫚油、椰子油）、蛋黃、食鹽、香料、安定劑（纖維素）、婀娜多色素、（部分原料含有大豆）

然不論使用哪一種都僅以「纖維素」標示，在安全上倒是沒有問題。婀娜多色素是萃取自胭脂樹的黃色或橙色色素，在至今的動物實驗中還不曾出現過具毒性的案例。

【嘎哩嘎哩君 汽水】是在地的中小型製造商的熱賣商品。安定劑果膠是萃取自蘋果、甜菜等具有黏性的多糖類。不論從來源或動物實驗結果來看都相當安全。螺旋藻藍是萃取自顫藻科的螺旋藻。在連續十二個月餵食大鼠含有百分之一螺旋藻餌食的實驗中，確認了它並沒有毒素。紅花黃是從紅花中萃取出來的黃色色素，在大鼠與小鼠的實驗中，也確認了它並不具毒性。

【嘎哩嘎哩君 可樂】當中除了安定劑與焦糖色素，也添加了蔗糖素及醋磺內酯鉀，因此×。

嘎哩嘎哩君 汽水

（赤城乳業）

不知道添加了哪種香料、酸味劑，令人有點不安，但大概都處於幾乎沒有問題的等級。很少聽聞的果膠、螺旋藻藍、紅花黃等等，都很安全。

勉強OK！

高果糖玉米糖漿、砂糖、蘋果汁、葡萄糖、萊姆汁、水飴、利口酒、食鹽、香料、安定劑（果膠）、著色劑（螺旋藻藍、紅花黃）、酸味劑

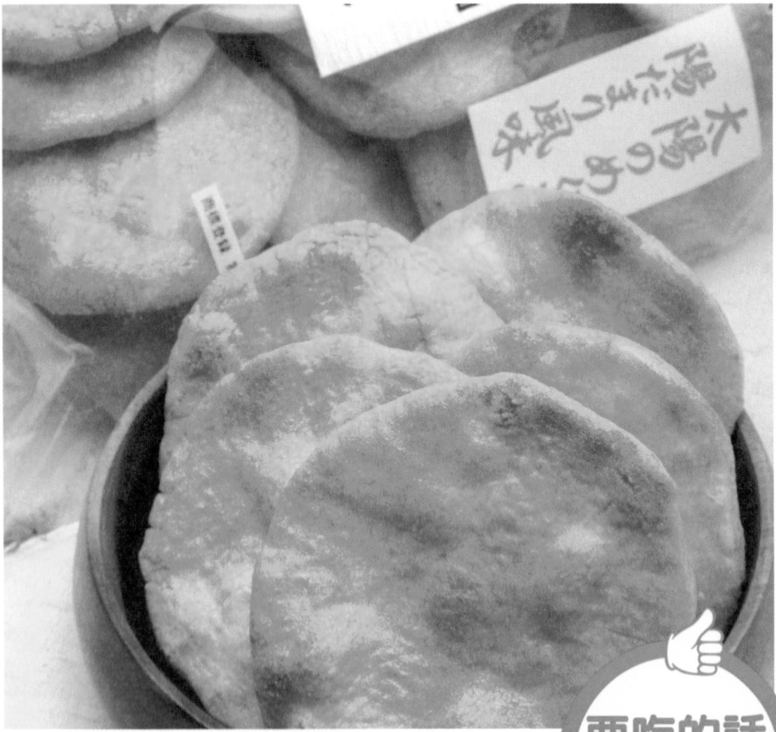

要吃的話
請選這個

天然日曬 鬆脆香煎

（風見米菓）

糯米（日本產）、醬油、砂糖、澱粉、發酵調味料、味醂、增稠劑（修飾澱粉）、調味料（胺基酸等）、（部分原料含有小麥、大豆）

一次攝取大量，有些人的臉部、肩膀、手臂會出現灼熱感或心悸的症狀。

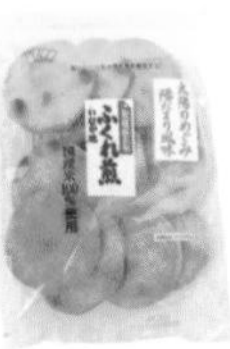

添加物不多，尤其未使用焦糖色素，要吃的話請選這個。不過考慮到鹽分的攝取量，請注意不要一次吃太多。

最傳統的日本點心。
但請避免一次吃太多。

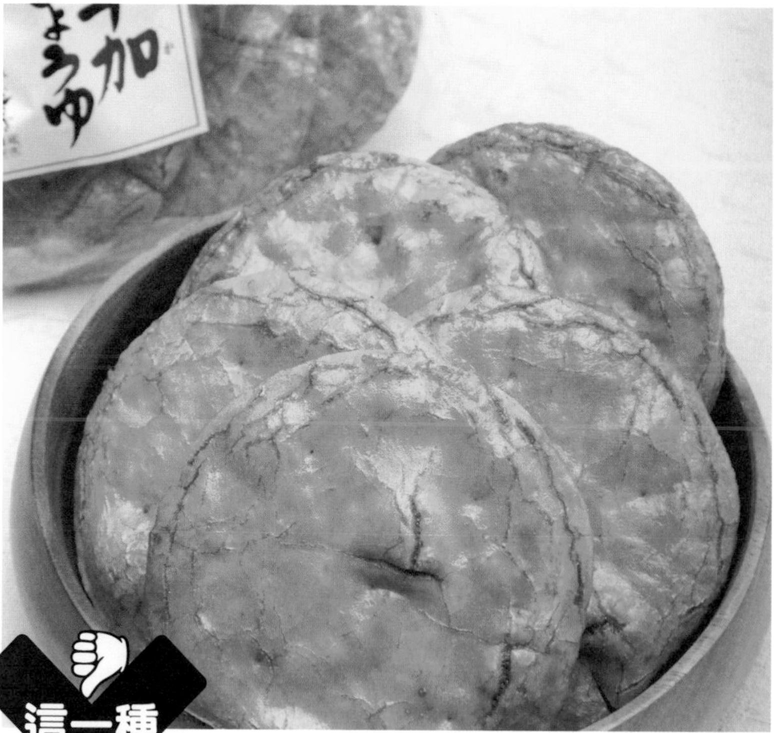

這一種
不行

味之追求 草加醬油

（越後製菓）

大量的鹽分、調味料（胺基酸等），以及使用了焦糖色素，這種東西不要吃。尤其是胃比較敏感的人，更是要注意。

糯米（日本產）、醬油（含有大豆、小麥）、砂糖、高湯（柴魚、昆布、小魚乾、香菇）、澱粉、發酵調味液、大豆水解蛋白、釀造醋、食鹽、蜂蜜、調味料（胺基酸等）、修飾澱粉、著色劑（焦糖）

四種當中有兩種具有致癌物質。不過只標示使用了「焦糖色素」，無從得知究竟是添加了哪一種，讓人無法放心。

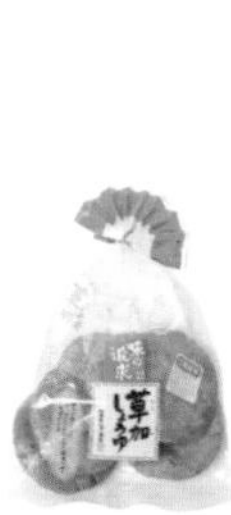

米果

說到日本的傳統點心，當然非米果莫屬了，但這種零食有幾個小問題。

首先是鹽分（鈉）過高。因爲加了許多醬油，鹽分當然也就多了。

其次是絕大部分製品都添加了「調味料」（胺基酸等）。所謂調味料，主要就是L-麩酸鈉。

此外，我發現有不少產品都添加了焦糖色素。

鹽分是人體不可或缺的物質，但攝取過量有可能導致高血壓。而且一次吃太多，也有可能讓胃黏膜受損。因此一定要注意，千萬不要吃過量。

磯元祿

（龜田製菓）

不要吃較安心！

基於和【味之追求 草加醬油】相同的理由，不要吃較安心。它會刺激胃黏膜，有些人因此會覺得不舒服。

糯米（日本產、美國產、泰國產）、醬油（含有小麥、大豆）、海苔、麥芽糊精、砂糖、發酵調味液、食鹽、魚貝類萃取物（含有鯖魚）、大豆水解蛋白（含有大豆）、修飾澱粉、山梨醇、調味料（胺基酸等）、焦糖色素、增稠劑（玉米糖膠）、酸味劑

【味之追求　草加醬油】當中，每一百公克的鹽分爲○・五二公克，相當於一・三公克食鹽。而且也添加了調味料（胺基酸等）及焦糖色素。

這些東西一旦進入胃內，會對胃黏膜造成強烈的刺激。胃比較敏感的人甚至還會有疼痛感。此外，口腔與食道也可能會有刺激感。

【磯元祿】與【零嘴良選 柿種花生】也是相同的情況。尤其是【零嘴良選 柿種花生】的添加物非常多，一定要多注意。

【天然日曬　鬆脆香煎】當中也有添加調味料（胺基酸等），但並未摻有焦糖色素，因此可以稍微放心地吃。不過鹽分還是偏多，同樣要注意不可攝取過量。

零嘴良選 柿種花生

（MEIKO）

不要吃較安心！

和【味之追求　草加醬油】一樣，可能會有刺激胃黏膜的疑慮。再加上摻了許多添加物，不要吃較安心。

［柿種］澱粉、米（中國）、醬油、麥芽糊精、砂糖、食鹽、大豆水解蛋白、柴魚萃取物、辣椒、修飾澱粉、調味料（胺基酸等）、焦糖色素、乳化劑、紅椒色素、香辛料萃取物、紅麴色素、（部分原料含有小麥、大豆）［奶油花生］花生（中國）、植物油脂、食鹽

營養補充食品

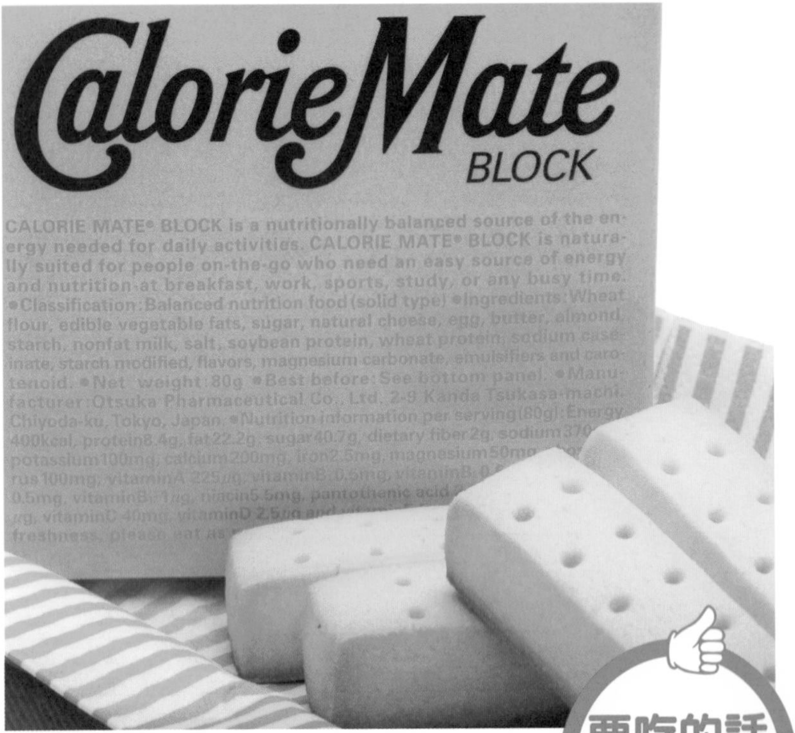
CalorieMate
BLOCK
CALORIE MATE® BLOCK is a nutritionally balanced source of the energy needed for daily activities. CALORIE MATE® BLOCK is naturally suited for people on-the-go who need an easy source of energy and nutrition at breakfast, work, sports, study, or any busy time.
●Classification:Balanced nutrition food (solid type) ●Ingredients:Wheat flour, edible vegetable fats, sugar, natural cheese, egg, butter, almond, starch, nonfat milk, salt, soybean protein, wheat protein, sodium caseinate, starch modified, flavors, magnesium carbonate, emulsifiers and carotenoid. ●Net weight:80g ●Best before:See bottom panel. ●Manufacturer:Otsuka Pharmaceutical Co., Ltd. 2-9 Kanda Tsukasa-machi, Chiyoda-ku, Tokyo, Japan. ●Nutrition information per serving(80g):Energy

點心

要吃的話
請選這個

Calorie Mate 起司口味

（大塚製藥）

麵粉、食用油脂、砂糖、天然乳酪、蛋、奶油、杏仁、澱粉、脫脂奶粉、食鹽、大豆蛋白、小麥蛋白、酪蛋白酸鈉、修飾澱粉、香料、碳酸鎂、乳化劑、類胡蘿蔔素

如同辣椒色素或番茄色素，是萃取自植物的橙色色素，沒有安全上的問題。

沒有使用高危險性的添加物，要吃的話請選這個。此外還含有均衡的礦物質與維生素，這一點也很○。

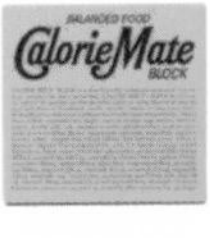
BALANCED FOOD
CalorieMate
BLOCK

看起來是輕輕鬆鬆就能補充營養的健康食品，但果真如此嗎？

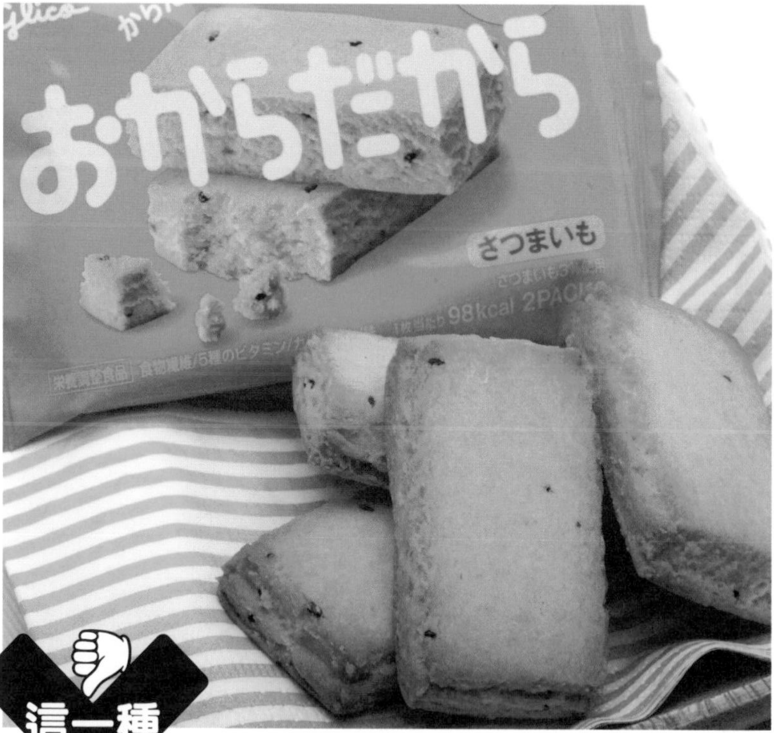

這一種不行

OKARADAKARA 番薯口味（江崎固力果）

裡面有好幾種添加物，尤其是合成甜味劑蔗糖素，因此×。令人擔心的因子實在太多，不要給孩子吃比較好。

酥油、麵粉、砂糖、麥芽糖、乾燥豆渣、水飴、加糖番薯泥、菊糖、食鹽、黑芝麻、修飾澱粉、山梨醇、碳酸鈣、乳化劑、香料、膨脹劑、抗氧化劑（茶萃取物、維他命E）、紅椒色素、焦磷酸鐵、甜味劑（蔗糖素）、維他命E、維他命B_1、維他命B_2、維他命A、維他命D、（部分原料含有大豆）

經常使用於低卡飲料或冷飲當中的合成甜味劑。雖然能夠降低卡路里，但也可能造成免疫力紊亂，令人感到相當不安。

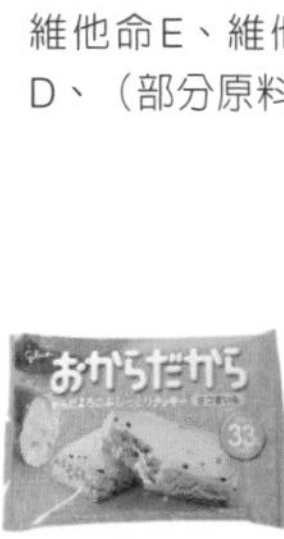

營養補充食品

營養補充食品可以隨時隨地補充營養，因而深受消費者的喜愛。但其實當中也有添加了合成甜味劑蔗糖素的產品。

【OKARADAKARA番薯口味】就是其中之一。爲什麼要在促進健康的食品當中隨便添加合成甜味劑呢？實在令人不解。也許這個產品，並不是眞正爲了消費者的健康著想而製作的吧。

維他命E、維他命B_1、維他命A等等雖然也是添加物，但它們都屬於營養強化劑。一般的添加物大多是廠商爲了方便延長食物的保存期限，或是爲了上色、增添香味而添加。營養強化劑則是爲了強化維他命等等養分而添加，對消費者來說是有益的。它們大多是食品當中原本就含有的成分，幾乎沒有安全上的問

SOYJOY 藍莓

（大塚製藥）

不要吃較安心！

添加了香味刺鼻的香料，不要吃比較安心。沒有具體標示使用哪些成分的香料的產品，要特別注意。

大豆粉（非基因改造）、葡萄乾、奶油、砂糖、蛋、椰子、鳳梨、難消化性麥芽糊精、藍莓、高果糖玉米糖漿、白巧克力、小紅莓、食鹽、乳酪、香料

題。

其他三個產品雖然沒有添加合成甜味劑，但【SOYJOY藍莓】與【鮮奶油糙米麩皮餅 藍莓】都有添加香料，香味十分濃烈。味道雖然類似藍莓，卻帶有奇妙的人造刺鼻味，對香氣敏感的人來說，反而會覺得不舒服。

由於香料商以企業機密爲由築起高高的防護牆，我們無法得知香料當中究竟具體使用了哪些成分，更無從了解這些成分究竟安不安全。因此，太過於刺鼻、聞起來不舒服的香味，就盡量避免食用。

【Calorie Mate起司口味】當中沒有添加刺鼻的香料，也沒有使用高危險性的添加物。

此外，它含有均衡的礦物質與維他命，是相對能夠放心食用的產品。

鮮奶油糙米麩皮餅 藍莓

（Asahi Food & Healthcare）

不要吃較安心！

和【SOYJOY藍莓】相同，都有刺鼻的人造香氣，讓人不太放心。這種味道的香料，還是少吃為妙。

麵粉、酥油、砂糖、麩皮（小麥麩皮、砂糖、其他）、全蛋、葡萄糖、糙米粉、玉米粉、麩皮粉、糙米薄片、藍莓乾、杏仁、藍莓果汁粉、食鹽、卵殼鈣、纖維素、碳酸鎂、酸味劑、香料、乳化劑（取自大豆）、焦磷酸鐵、維他命E、抗氧化劑（維他命E）、菸鹼酸、泛酸鈣、維他命B_6、維他命B_2、維他命B_1、維他命A、葉酸、維他命D、維他命B_{12}

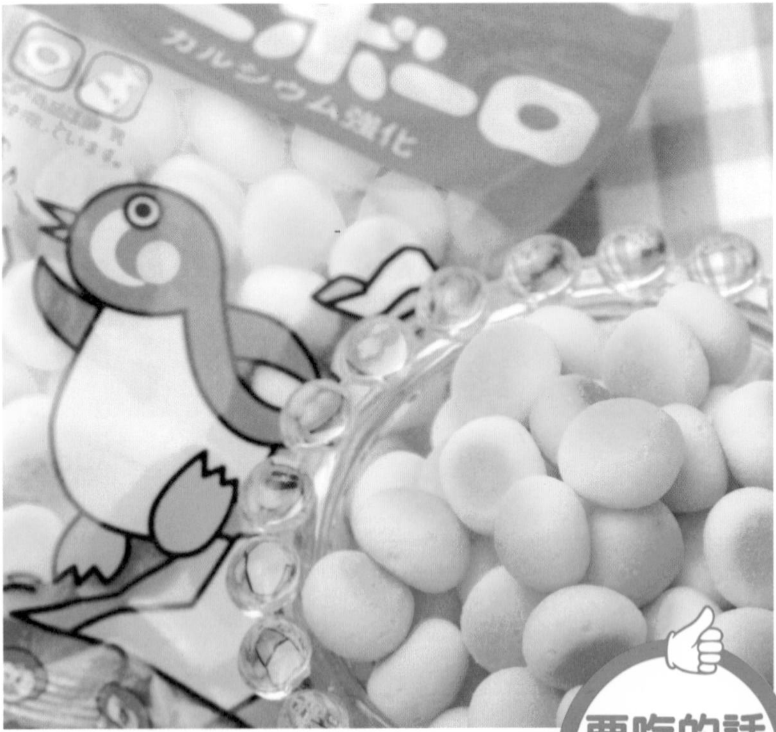

要吃的話
請選這個

迷你小饅頭

（大阪前田製菓）

馬鈴薯澱粉、砂糖、雞蛋、葡萄糖、麥芽糖水飴、寒梅粉、脫脂奶粉、卵殼鈣、膨脹劑（碳酸氫銨）、香料

大多不具毒性。

使用了香料讓人有點擔心。不過，它沒有一般傳統零嘴常會添加的焦油色素與漂白劑、防腐劑等，要吃的話請選這個。

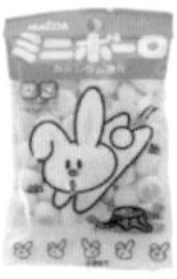

小時候完全不在意，但如今有了孩子，還能不擔心當中的成分嗎？

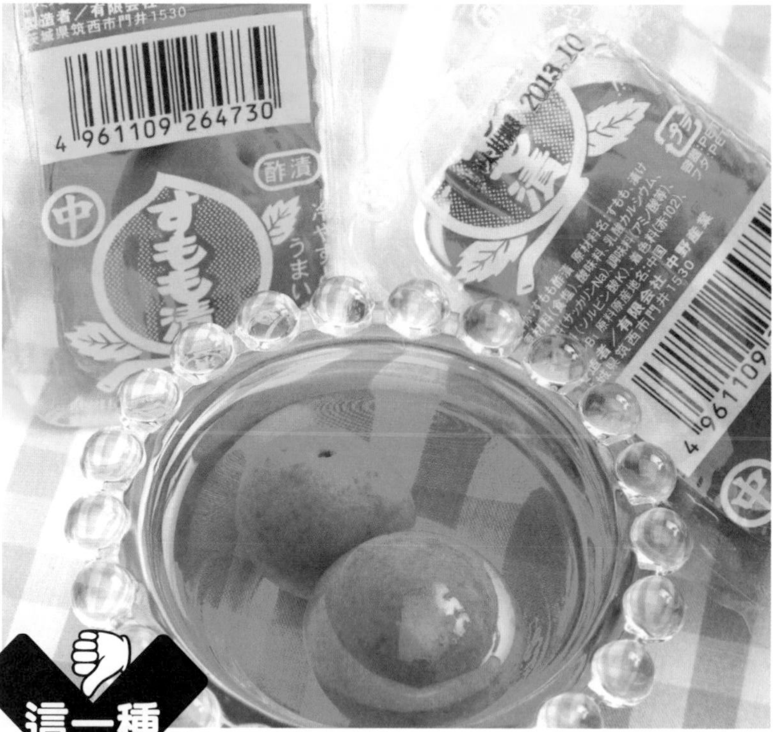

這一種不行

醃梅

（中野產業）

梅子、醃漬材料（食鹽）、酸味劑、乳酸鈣、甜味劑（糖精）、調味料（胺基酸等）、防腐劑（己二烯酸）、著色劑（紅色102號）、維他命B1

糖精：已經確知會引起細胞DNA異常。

紅色102號：根據動物實驗的結果，它會造成紅血球數減少，血紅素過低。此外還有可能引發蕁麻疹。

己二烯酸：有強烈的致癌疑慮，幾乎不會使用於食品當中的一種添加物。

裡面摻了焦油色素紅色102號、甜味劑糖精以及防腐劑己二烯酸等高危險性的添加物，根本吃不得。

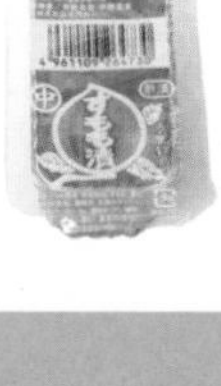

傳統零嘴

總是讓人引發鄉愁的傳統零嘴，雖然超市裡唾手可得，但幾乎沒有一樣是值得推薦的產品。它們大多加了焦油色素，甚至還有添加漂白劑與防腐劑。畢竟是幾十日圓的廉價品，廠商只好使用幾種添加物來降低製造成本。

【醃梅】中使用了焦油色素（取自焦油，如今大多以石油製品合成）紅色一〇二號。在餵食大鼠九十天含有百分之二紅色一〇二號餌食的實驗中，大鼠的紅血球數量減少，血紅素值也降低了。而且它也是一種會引發蕁麻疹的添加物。

此外，這個產品還添加了合成甜味劑糖精，實在太令人吃驚了。糖精的致癌性非常高，幾乎不會添加於食品當中。

杏桃乾

（港常）

這個也不行

尤其是添加了漂白劑亞硫酸鹽，完全NG。它會刺激胃黏膜，並可能造成維他命B_1缺乏，不利於孩子的成長發育。

杏桃乾、高果糖玉米糖漿、寡糖、香料、維他命C、漂白劑（原料取自亞硫酸鹽）

其中甚至還使用了防腐劑己二烯酸。目前已經確知己二烯酸會造成細胞ＤＮＡ出現異常。

【CANDY BOX】使用了紅色一〇六號、黃色四號、黃色五號、藍色一號等四種焦油色素。這些都有致癌的風險，黃色四號與黃色五號更可能造成蕁麻疹。

【杏桃乾】裡的漂白劑亞硫酸鹽有可能刺激胃黏膜。根據動物實驗結果，它也可能造成維他命B_1缺乏，不利於成長發育。

在這些產品當中，【迷你小饅頭】算是比較好一點的商品。膨脹劑碳酸氫銨幾乎不具毒性。卵殼鈣萃取自雞蛋殼，這個也沒問題。所謂的「寒梅粉」是新米磨成的粉。

CANDY BOX

（共親製菓）

最令人不放心的是使用了紅色106號、黃色4號、黃色5號、藍色1號等色素。這些都有致癌的風險，黃色4號與黃色5號更可能造成蕁麻疹。

水飴、砂糖、澱粉、糯米粉、植物油脂、山梨醇、乳化劑、香料、酸味劑、著色劑（紅色106號、黃色4號、黃色5號、藍色1號）、光澤劑

碳酸飲料

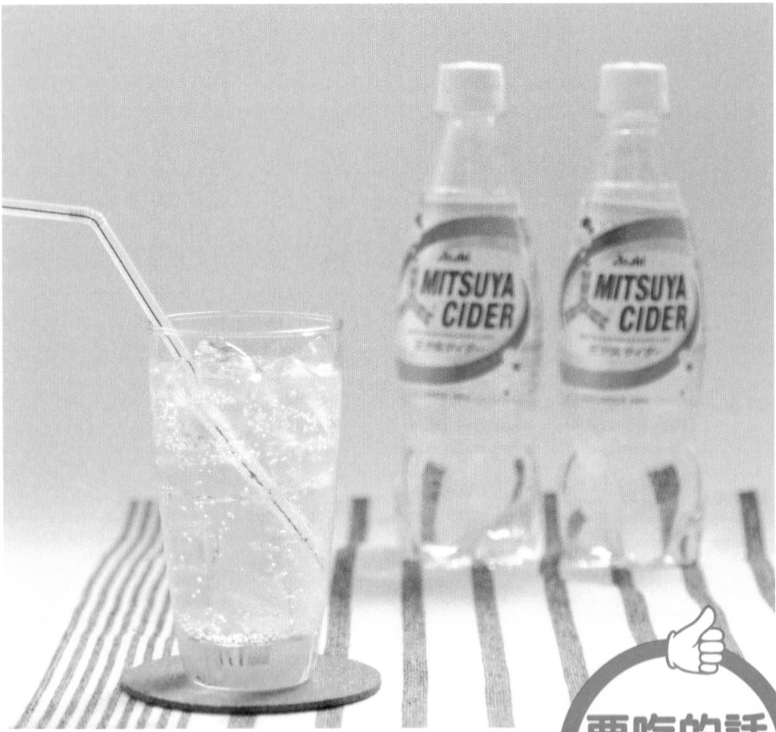

要吃的話
請選這個

三矢蘇打

（Asahi 飲料）

砂糖類（高果糖玉米糖漿、砂糖）、香料、酸味料

大多數的酸味料都是以化學方式合成出食品當中原本就含有的酸，並當成添加物使用。就這個層面來看，應該沒什麼毒性。

香料、酸味料都以概稱標示，無從得知使用了哪些東西，稍微讓人擔心。不過，大多數是沒什麼毒性的物質，要喝的話請選這個。

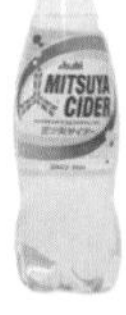

雖然不至於溶化了牙齒或骨骼，但為了健康著想，這類飲料還是要多加注意。

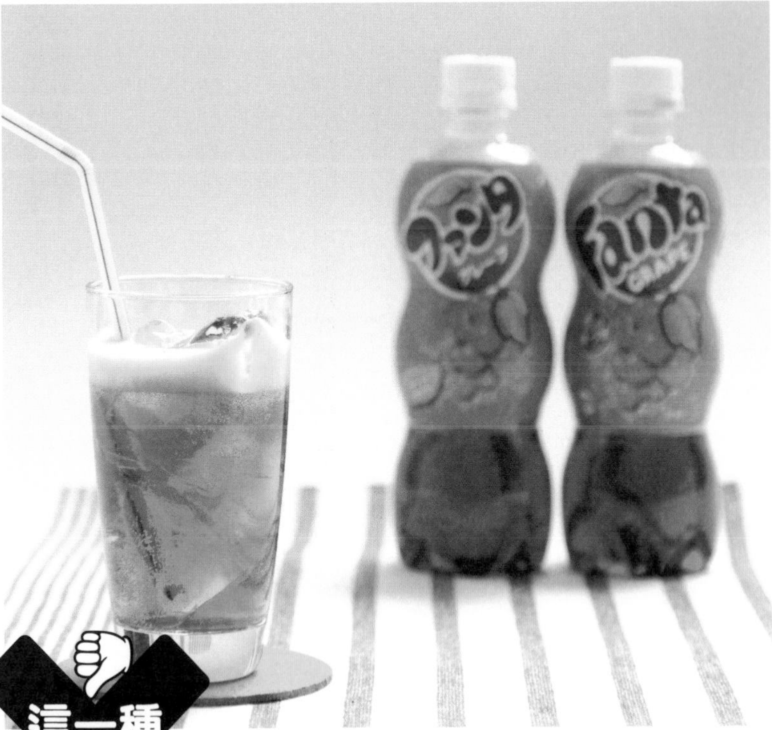

這一種
不行

芬達 葡萄

（可口可樂）

添加了焦糖色素、苯甲酸鈉等許多具危險性的添加物，千萬不要喝。

高果糖玉米糖漿、香料、著色劑（焦糖色素、花青素）、酸味劑、防腐劑（苯甲酸鈉）、甜味劑（甜菊糖）、維他命B_6

雖然有限制食品當中的添加量，但只要少量就可能對腸胃黏膜造成不良影響。

可能含有致癌物質。

會對雄性動物的精囊產生不良的影響，因此歐盟在2011年12月前並未許可使用。

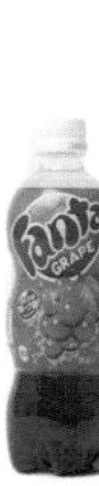

碳酸飲料

碳酸飲料是一種經常被抱怨「糖分太高」的飲料，不少人因此不喝。於是廠商便推出了例如【三矢蘇打ALL ZERO】這種利用合成甜味劑醋磺內酯鉀或蔗糖素來降低糖分與卡路里的商品。

但是這又造成了另一種問題。

醋磺內酯鉀是二〇〇〇年時獲得許可的添加物，它的甜味是砂糖的大約二百倍。不過，在連續兩年餵食狗添加了百分之〇・三以及百分之三醋磺內酯鉀的餌食的實驗結果，餵食百分之〇・三的群體淋巴球減少了，而餵食百分之三的群體GPT（會增加肝臟受損）增加，淋巴球也減少。也就是說，醋磺內酯鉀有可能會對肝臟、免疫系統造成損害。

芬達 橘子

（可口可樂）

勉強OK!

香料與酸味料只以概稱標示，無法得知使用了哪些成分。此外還添加了甜味劑甜菊糖，要注意不可喝過量。

高果糖玉米糖漿、香料、酸味劑、維他命C、胡蘿蔔素、甜味劑（甜菊糖）

蔗糖素是一九九九年獲得許可的添加物，甜味是砂糖的大約六百倍。在連續四週餵食大鼠添加百分之五蔗糖素的餌食的實驗中，可以看到大鼠的脾臟與胸腺的淋巴組織萎縮了。

【芬達 葡萄】當中添加的苯甲酸鈉急性毒性極強。在連續四週餵食大鼠添加百分之五蔗糖素的餌食的實驗中，所有大鼠都有尿失禁狀況或因出現痙攣而死亡。此外，它還會與維他命C產生反應，變化成可致使人類罹患白血病的苯。

至於焦糖色素，也可能含有致癌物質4－甲基咪唑。

甜味劑甜菊糖是以產自南美洲的甜菊葉萃取出來的甜味成分。因爲會對雄性動物的精囊產生不良的影響，EU（歐盟）遲遲未許可使用。不過，從二〇一一年十二月起，歐盟改以一日每公斤體重限制攝取四毫克以下的但書，開放使用。

三矢蘇打 ALL ZERO

（Asahi 飲料）

這個也不行

內含許多添加物，尤其是為了降低糖分與卡路里而使用了合成甜味劑醋磺內酯鉀或蔗糖素，千萬不要喝。

膳食纖維（還原難消化性麥芽糊精）、香料、酸味劑、甜味劑（醋磺內酯鉀、甜菊糖、蔗糖素）

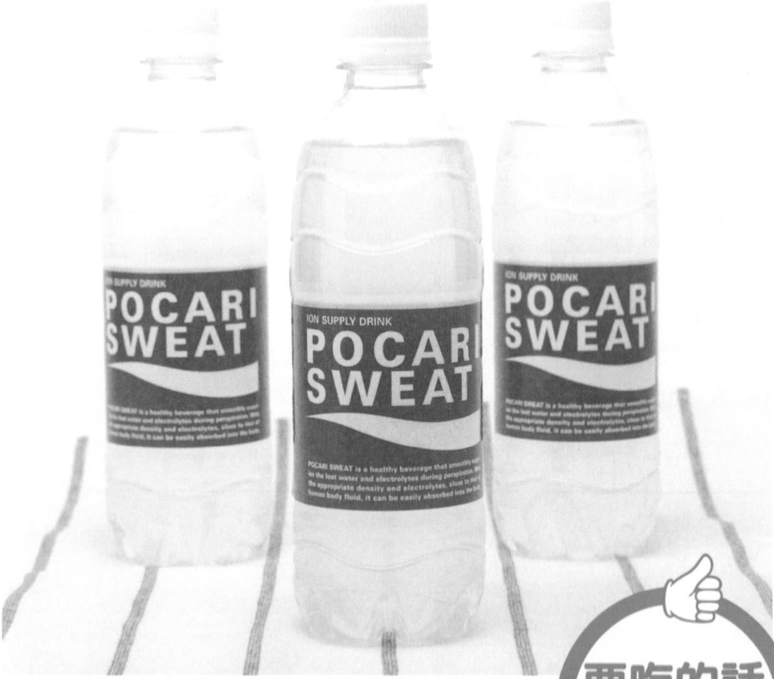

要吃的話請選這個

寶礦力

（大塚製藥）

砂糖、高果糖玉米糖漿、果汁、食鹽、酸味劑、香料、氯化鈣、乳酸鈣、調味料（胺基酸等）、氯化鎂、抗氧化劑（維他命C）

一次攝取大量，有些人的臉部、肩膀、手臂會出現灼熱感或心悸的症狀，一定要注意。

兩者都只標示概稱，無法得知究竟使用哪種程度的成分，令人感到不安。

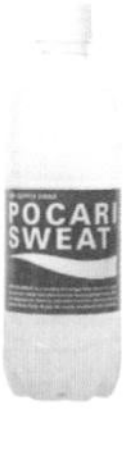

雖然有好幾種添加物，但當中沒有其他產品所添加的合成甜味劑蔗糖素，基於這一點，要喝的話請選這個。

感冒時或運動後一定會喝的飲料。
大量飲用，也同時喝下了大量的添加物與糖分。

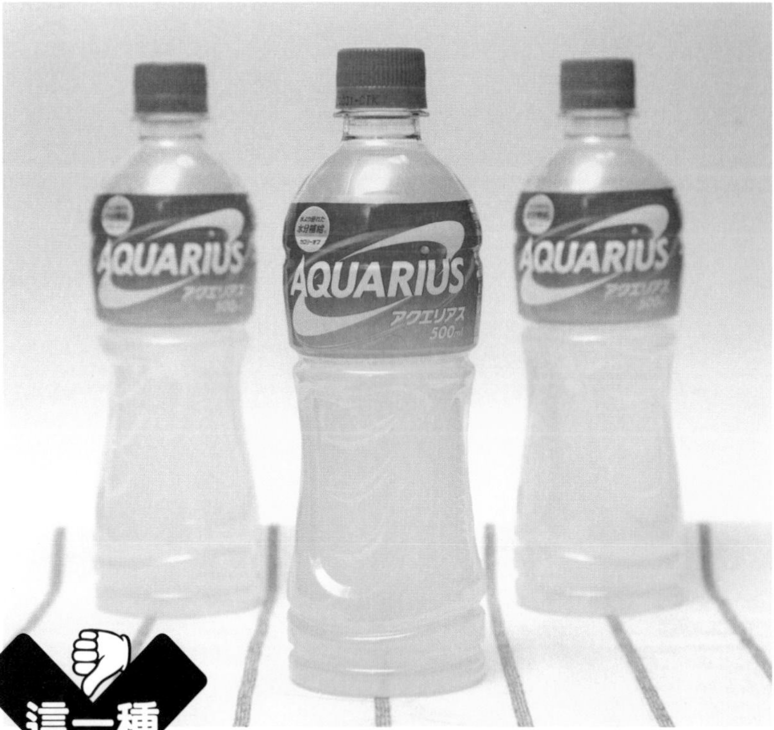

這一種
不行

水瓶座

（可口可樂）

糖類（高果糖玉米糖漿、果糖）、蜂蜜、氯化鈉、海藻萃取物、蜂王漿、枸櫞酸、枸櫞酸鈉、香料、精胺酸、氯化鈉、氯化鎂、乳酸鈣、抗氧化劑（維他命C）、甜味劑（蔗糖素）、異白胺酸、纈胺酸、白胺酸

可能對免疫系統等造成不良的影響。

含有蔗糖素，千萬不要喝。香料只標示概稱，無從得知使用哪種成分，令人感到不安。

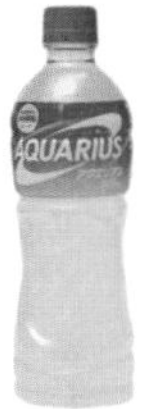

運動飲料

日本選手在倫敦奧林匹克中大口喝【水瓶座】的畫面不斷放送著，看著畫面，我的腦海浮現的是「這樣喝沒關係嗎？」因爲裡面可是添加了合成甜味劑蔗糖素啊。

　蔗糖素是惡名昭彰的有機氯化合物的一種。事實上，劇毒的戴奧辛、禁止使用的農藥DDT、會汙染地下水的三氯乙烯及四氯乙烯，也都隸屬於有機氯化合物。雖然同爲有機氯化合物，各自的毒性並不一定相同，但基本上全都屬於有害物質。當中只有蔗糖素根據動物實驗的結果被認定是「安全性高」，因此日本的厚生勞働省許可使用。但果眞沒問題嗎？我認爲還是有存疑的地方。

DAKARA Fresh Start

（Suntory Foods）

這個也不行

添加了蔗糖素因此NG。這種難以分解的化學物質會循環流經體內各處，有打亂免疫功能的危險性。

糖類（高果糖玉米糖漿、果糖）、水溶性膳食纖維、酸味劑、香料、氯化鈉、乳酸鈣、枸櫞酸鈣、氯化鈣、氧化鎂、甜味劑（蔗糖素）、菸鹼酸、維他命B_6

就像前面曾經提過的，在餵食大鼠添加百分之五蔗糖素的餌食的實驗中，可以看到大鼠的脾臟與胸腺的淋巴組織萎縮了。甚至在讓懷孕的兔子經口投予（口服）每一公斤○．七公克蔗糖素的實驗中，出現部分死亡或流產的案例。而在大鼠實驗中，發現它竟然可以進入到腦內。

根據這些實驗報告，再加上它爲有機氯化合物，看來應該要歸納於避免攝取過量的添加物名單當中。

【DAKARA Fresh Start】及【HERUSHIA Water葡萄柚口味】當中也含有蔗糖素。【HERUSHIA Water葡萄柚口味】中甚至還有咖啡因，看來並不適合讓孩子飲用。

此外，【寶礦力】並沒有使用蔗糖素。但也不必因此特地讓孩子飲用就是了。

HERUSHIA Water 葡萄柚口味

（花王）

這個也不行

除了添加蔗糖素還含有咖啡因，因此NG。這會刺激孩子的腦部，導致興奮或睡不著。

茶萃取物（兒茶素）、赤藻糖醇、葡萄柚汁、葡萄糖、食鹽、寡糖、香料、酸味劑、維他命C、甜味劑（蔗糖素）、乳酸鈣、氯化鈣、氯化鎂

優酪乳

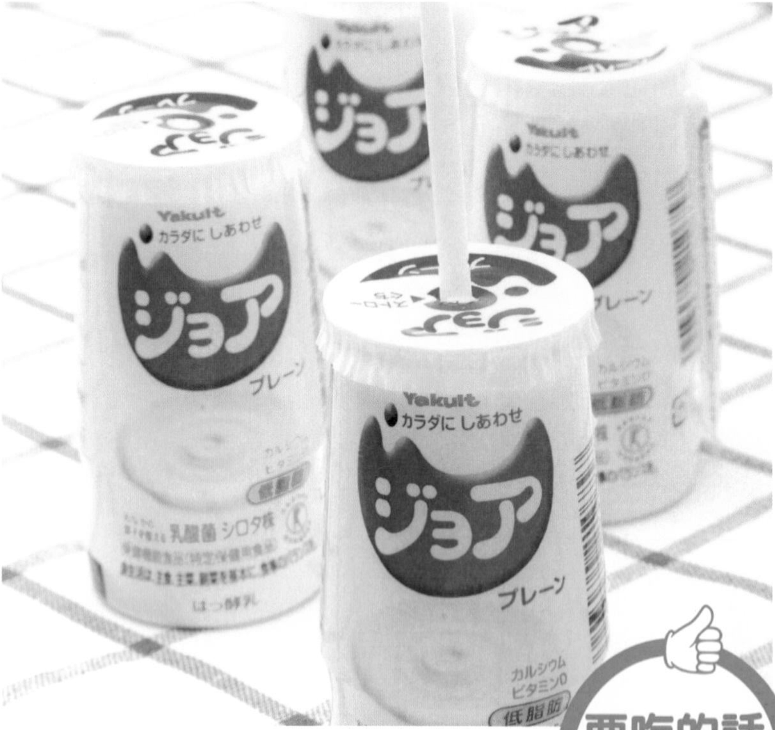

要吃的話
請選這個

JYOA 原味

（養樂多）

脫脂奶粉、砂糖、鮮奶油、乳酸鈣、維他命D

為了強化營養而添加的成分，沒有安全上的問題。

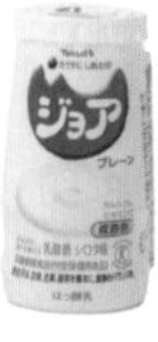

乳酸鈣與維他命D都屬於營養成分，因此沒問題，是可以安心飲用的優酪乳。要讓孩子喝的話就選這個。

飲料

即便在忙碌的早晨，也要顧及健康。
為孩子著想的母親，一定要了解裡面有哪些成分。

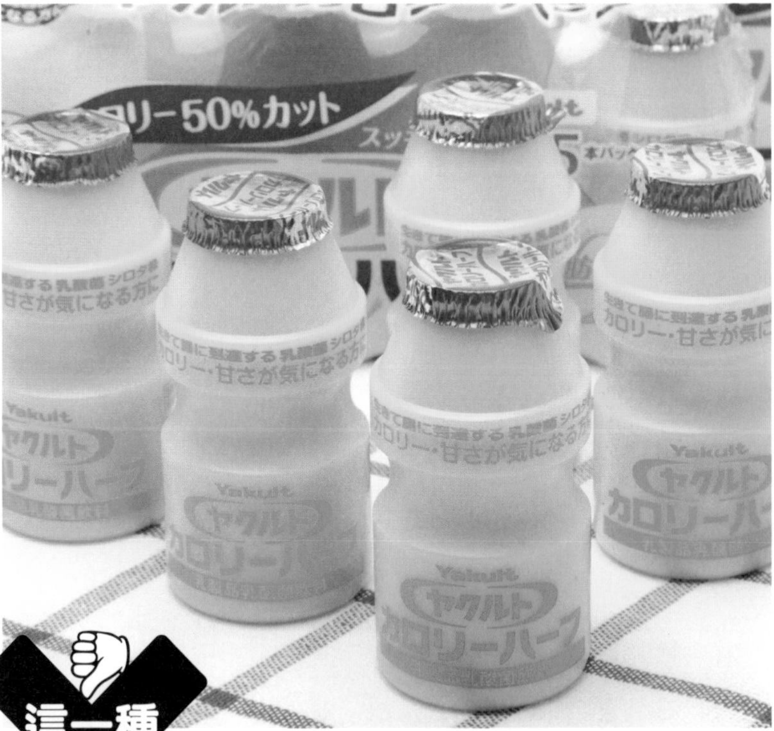

這一種不行

養樂多 卡路里減半 1/2

（養樂多）

雖然是為了避免攝取高卡路里，卻因此添加了具危險性的甜味劑蔗糖素。有可能造成免疫系統受損。

高果糖玉米糖漿、脫脂奶粉、還原水飴、安定劑（大豆多糖類）、香料、維他命C、甜味劑（蔗糖素）

日本在1999年許可使用，但因為有可能造成免疫機能紊亂等等，讓人不安的因素還滿多的。

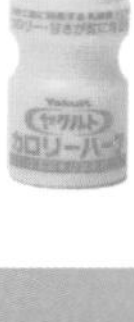

優酪乳

看看一般的【養樂多】成分表，只有「高果糖玉米糖漿、砂糖、脫脂奶粉、香料」，並沒有添加蔗糖素。只是，大家普遍的印象是「養樂多很甜，熱量很高」，因此廠商才會添加蔗糖素，希望將卡路里減少一半（1／2）吧？不過，說「熱量很高」，但一瓶（六十五毫升）養樂多熱量也才五十卡。孩子（六～十四歲）一天所需要的熱量是一千五百～二千五百五十卡，因此實際上應該不會有太大的影響才是。

擔心熱量，還不如擔心蔗糖素的影響。

每天持續喝【養樂多 卡路里減半1／2】，就等同天天攝取蔗糖素。這樣會對身體造成什麼影響？沒有人知道。因爲沒做

植物性乳酸菌 RABURE

（KAGOME）

勉強OK！

香料只標示概稱，無法具體得知使用的成分是令人不安的地方。至於不太常聽到的「植物性乳酸菌」倒沒什麼問題。

蘋果汁、紅蘿蔔萃取物、乳製品、大豆飲料、萊姆汁、安定劑（果膠）、香料

過人體實驗。對身體來說，蔗糖素畢竟是個沒用處的「異物」，因此會被排出體外。這個過程，想必會對身體造成壓力。

我試著將【養樂多 卡路里減半1／2】含在嘴裡，可以感覺到一種苦澀的奇怪甜味。之後覺得舌頭麻麻的，而且持續了滿長一段時間。

【植物性乳酸菌RABURE】中使用的乳酸菌，是從京漬物「酸莖漬」當中發現的。自古便是人們食用的醃漬物，因此這種乳酸菌應該沒有安全上的問題。但如果覺得「與自己的口味不合」，那也不必勉強。

此外，安定劑果膠是萃取自蘋果等的多糖類，沒有什麼問題。

【JYOA原味】使用的乳酸鈣與維他命D都屬於營養強化劑，沒有問題。

可爾必思 WATER

（可爾必思）

勉強OK！

令人不放心的地方是香料與酸味劑，因此只標示了概稱。安定劑大豆多糖類萃取自大豆，因此OK。

糖類（高果糖玉米糖漿、砂糖）、脫脂奶粉、乳酸菌飲料、調味料、香料、安定劑（大豆多糖類）

豆漿

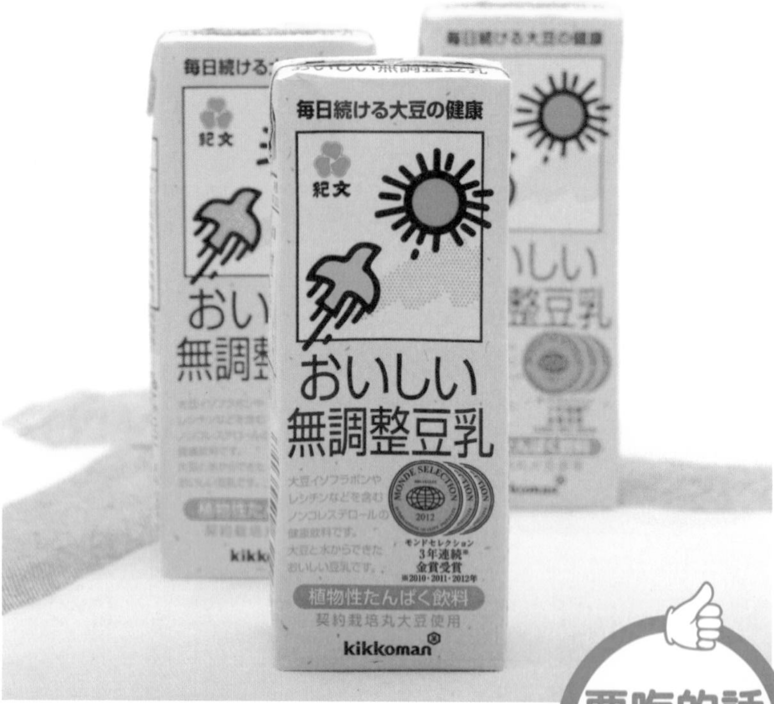

要吃的話
請選這個

OISHI 無調整豆奶

（KIKKOMAN 飲料）

大豆（加拿大產）（非基因改造）

含有豐富且均衡的蛋白質、鉀、鎂、鋅、鐵等等礦物質。

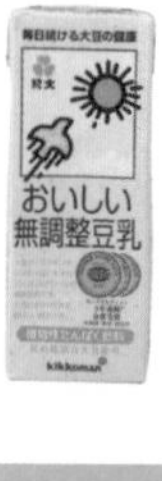

具有豐富的蛋白質與礦物質，就營養來看◯。完全不含添加物，也沒有豆類特有的臭味，非常好喝。

全都是有益健康嗎？
其實，每種產品的安全性都不一樣。

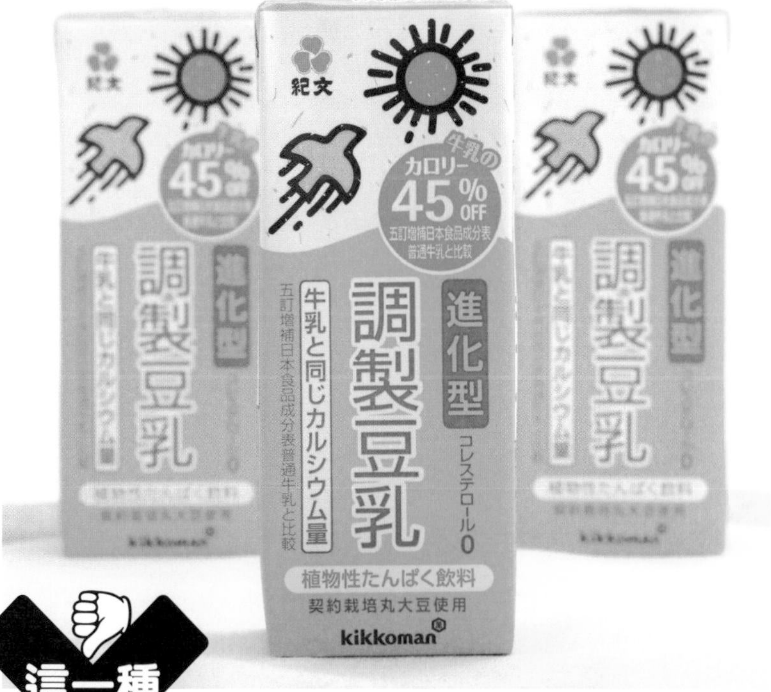

這一種
不行

進化型 調味豆奶

（KIKKOMAN 飲料）

為了降低卡路里而添加醋磺内酯鉀，因此NG。這種化學合成物有可能對肝臟或免疫系統造成不良影響。

大豆（加拿大產）（非基因改造）、日曬鹽、赤藻糖醇、米糠油、碳酸鈣、香料、乳酸鈣、乳化劑、安定劑（鹿角菜膠）、甜味劑（醋磺内酯鉀）、維他命D

在餵食給狗的實驗中，有可能造成肝臟功能或免疫力下降。

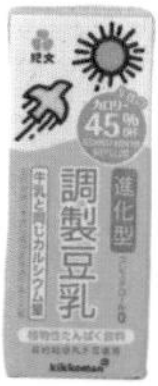

豆漿

很多人認爲「豆漿對身體很好」，因此讓孩子喝豆漿。但豆漿其實分很多種，其中也有完全不推薦的商品。

說到豆漿，紀文的產品相當受歡迎，【調味豆奶】更是隨處可見，包括【進化型 調味豆奶】、【OISHI 無調整豆奶】等等皆是。

但我並不建議喝其中之一的【進化型 調味豆奶】。

標示著「進化型」，感覺是一種很棒的產品，但其實只是壓低卡路里罷了。最近體重過重的人越來越多，因此才開發出這種新產品。爲什麼它的卡路里可以較低呢？因爲添加了合成甜味劑醋磺內酯鉀。

醋磺內酯鉀是完全不存在於自然界的化學合成物質，一旦攝入體內，人體並無法代謝。也就是說，它無法消化而直接被腸吸收進入血液，成為「異物」在體內四處循環，最後抵達腎臟。像這種化學合成物質，很有可能對肝臟、腎臟造成不良的影響。

實際上，在餵食狗的實驗中，顯示它有可能造成肝功能及免疫功能低下。

至於【OISHI 無調整豆奶】則沒有使用添加物，也沒有讓許多人卻步的豆腥味，如同包裝上所標示的一樣「美味好喝」。而且富含蛋白質與維生素，十分營養，價格也與其他產品差不多。

此外，【調味豆奶】當中所含的鹿角菜膠，在動物實驗中確認有促進癌細胞生成的作用，就安全性來說的確讓人不放心。

調味豆奶

不要喝較安心！

（KIKKOMAN 飲料）

鹿角菜膠雖然急性毒性較弱，卻有好幾個令人擔心的動物實驗報告結果，讓人頗不放心，還是別喝比較好。

大豆（加拿大產）（非基因改造）、砂糖、米糠油、日曬鹽、乳酸鈣、乳化劑、黏稠劑（鹿角菜膠）、香料

果凍飲料

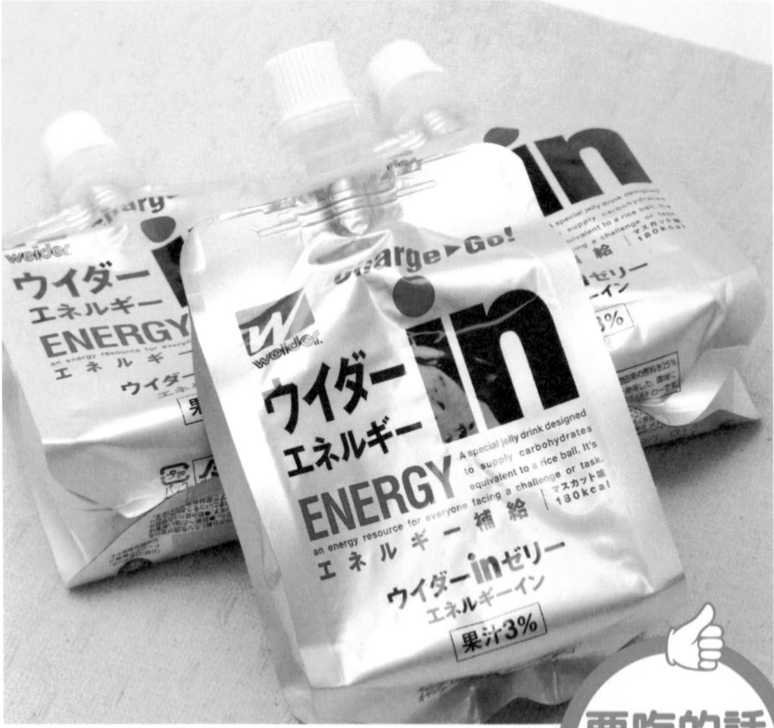

要吃的話
請選這個

WEIDER in ENERGY in

（森永製菓）

麥芽糊精、高果糖玉米糖漿、葡萄汁、凝固劑（增黏多糖類）、乳酸鈣、枸櫞酸、維他命C、枸櫞酸鈉、香料、氯化鈣、乳化劑、泛酸鈣、菸鹼酸、維他命E、維他命B_1、維他命B_2、維他命B_6、維他命A、葉酸、維他命D、維他命B_{12}

雖然毒性不是很強，但其中幾個具有安全上的顧慮，而且使用兩種以上者卻只標示概稱「增黏多糖類」。

香料當中，合成物大概有130種，天然的約有600種，某些香料還帶有強烈的毒性。可惜這裡並未明確標示出使用哪一種，只以「香料」概稱。

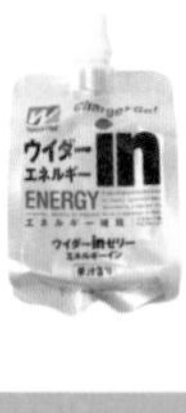

添加了香料與增黏多糖類，其實並不推薦。但因為其他產品還使用了蔗糖素，一定要喝的話請選這個。

替代早餐雖然方便，但都不是值得推薦的商品。如果非喝不可的話？

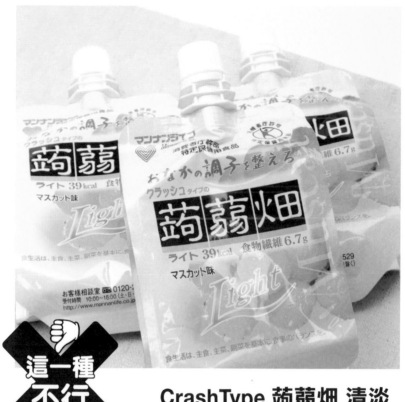

CrashType 蒟蒻畑 清淡葡萄口味（Mannan Life）

除了和【WEIDER in ENERGY in】一樣使用了香料與增黏多糖類，另外還添加了蔗糖素，千萬不要喝。

高果糖玉米糖漿、難消化性麥芽糊精、赤藻糖醇、葡萄汁、果糖、洋酒、蒟蒻粉、凝固劑（增黏多糖類）、酸味劑、乳酸鈣、香料、甜味劑（蔗糖素）

可能會對免疫系統造成不良的影響。

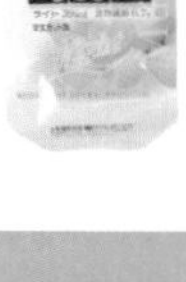

果凍飲料

因爲廣告中一句「可以替代早餐的飲料」，果凍飲料於是流行了起來。但其實我並不推薦食用這種商品。

首先是【WEIDER in ENERGY in】，香料味道實在太重了。這種帶有強烈刺激性的人造香氣，也會影響整體的風味。

香料的合成品大約有一百三十種，天然的有接近六百種之多。將其中幾種甚至數十種加以組合，就能調配出各種獨特的味道。至於製造方法，就成了各大企業的商業機密。

某些合成香料還帶有強烈的毒性。例如水楊酸甲酯，在餵食大鼠含有百分之二水楊酸甲酯餌食的實驗中，經過四十九天之後，大鼠全數死亡。另外，在一週五天、連續兩年餵食小鼠每一公斤〇・二～〇・六公克苯甲醛的實驗中，發現罹患胃腫瘤的機率增加了。此外，苯酚、芥子油、醚類等等，也都具有毒性。

但即使廠商使用了這些東西，卻只標示了概稱「香料」。刺激性太強的香料會讓某些人聞了不舒服，因此最好能夠避免。

此外，為了讓產品呈現果凍狀而添加的凝固劑增黏多糖類，乃是萃取自植物、海藻、細菌等、具有黏性的多糖類。雖然沒有毒性強的物質，但還是有好幾種存在著安全上的疑慮。

如果只使用一種，就會標示出具體名稱。但如果添加了兩種以上，反而只會標示概稱「增黏多糖類」，我們也無從得知究竟是使用了哪幾種。

【CrashType蒟蒻畑 清淡葡萄口味】與【Minute Maid晨間蘋果】當中除了香料與增黏多糖類，還添加了合成甜味劑蔗糖素，因此×。

Minute Maid 晨間蘋果

（可口可樂）

這個也不行

和【CrashType蒟蒻 清淡葡萄口味】相同，添加了香料與增黏多糖類，同時也有合成甜味劑蔗糖素，千萬不要飲用。

砂糖、膳食纖維、蘋果汁、脫脂奶粉、發酵乳、寒天、乳酸鈣、增黏多糖類（取自大豆）、香料、酸味劑、抗氧化劑（維他命C）、甜味劑（蔗糖素）

維他命C飲料

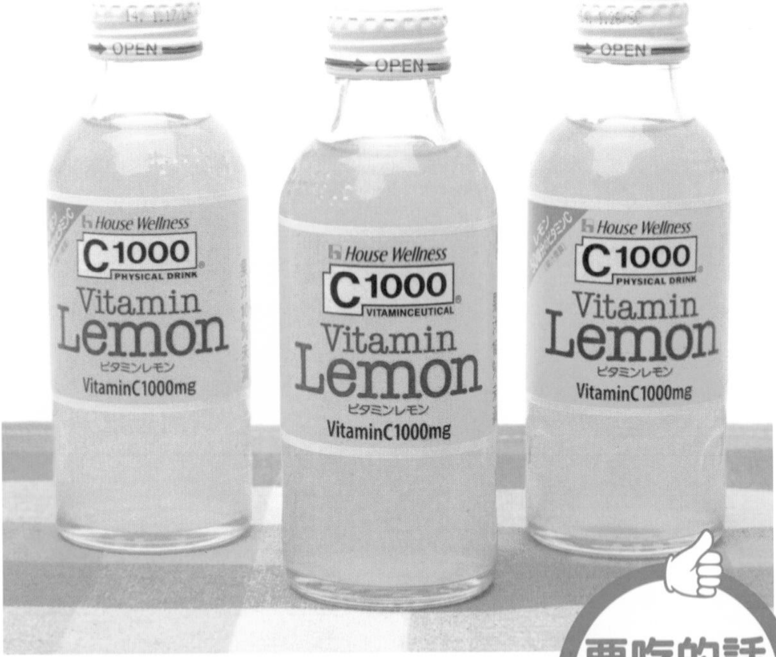

要吃的話
請選這個

C1000 維他命檸檬

（House Wellness Foods）

糖類（高果糖玉米糖漿、砂糖）、檸檬汁、蜂蜜、維他命C、酸味劑、紅花黃色素、香料、維他命E、菸鹼酸、維他命B_1

皆只標示了概稱，無從得知究竟是添加了哪一些。

在大鼠與小鼠的實驗中，都確認不具毒性。

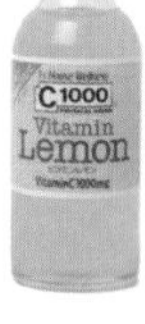

添加了香料、酸味劑，的確讓人有點不放心。但沒有使用具危險性的添加物，因此要喝的話請選這個。

維他命C非常重要。
但攝取過量似乎也就浪費掉了？

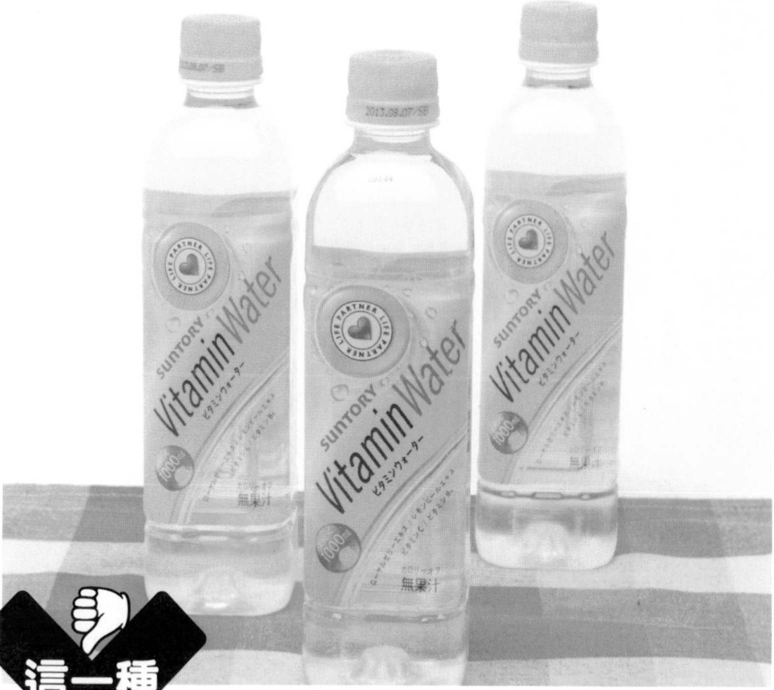

這一種
不行

維他命水

（Suntory Foods）

使用了香料、酸味劑頗令人在意。最令人搖頭的是為了降低卡路里而添加合成甜味劑蔗糖素，因此NG。

高果糖玉米糖漿、還原麥芽糖水飴、蜂王漿萃取物、檸檬皮萃取物、氯化鈉、維他命C、香料、酸味劑、乳酸鈣、氯化鎂、紅花色素、甜味劑（蔗糖素）、氯化鈣鉀、維他命B_6

1999年獲得許可使用的添加物，甜度是砂糖的大約600倍。有可能對免疫系統等造成不良的影響。

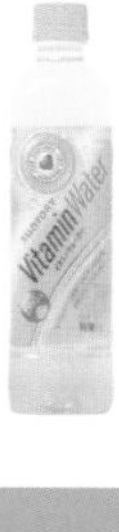

維他命C飲料

應該不少人都認爲「維他命C有益健康」吧。維他命C是製造構成皮膚、血管等的蛋白質膠原蛋白不可或缺的成分，同時也有助於儘早治癒感冒。缺乏維他命C，有可能導致牙齦、皮膚出血的壞血病。

維他命C飲料中，每一瓶都含有大約一千毫克左右的維他命C。可惜的是，這些成分幾乎都是無效的。因爲人體每日所需的維他命C大概是一百毫克，只要攝取這個分量，就無須擔心壞血病。此外，草莓、奇異果等水果以及各種蔬菜中都含有維他命C，多攝取這些食物，就能爲身體補充需要的成分。

【維他命水】與【水瓶座Vitamin guard】當中都添加了合成

C.C.Lemon（檸檬）

（Suntory Foods）

勉強OK！

和【C1000 維他命檸檬】一樣含有令人擔心的香料與酸味劑。但如果要喝維他命C飲料的話，這個也還OK。

糖類（高果糖玉米糖漿、砂糖）、檸檬汁、維他命C、香料、酸味劑、紅花黃色素、泛酸鈣、維他命B_6、胡蘿蔔素甜味劑蔗糖素。這應該是爲了能夠凸顯低卡路里才添加的吧。但之前已經強調過好幾次蔗糖素的問題及危險性，這一類的飲料還是少碰爲妙。

【C1000維他命檸檬】和【C.C.Lemon（檸檬）】當中雖然不含蔗糖素，卻添加了香料、酸味劑。酸味劑包括己二酸、葡萄糖酸、枸櫞酸、乳酸等等一共有二十五種以上。這些大多是食品中原本就含有的成分，雖然沒有毒性強的物質，但不論使用哪一種，成分表內卻只標示「酸味劑」。此外，一旦大量攝取或攝取好幾種時，有可能對口腔或胃黏膜造成刺激。

紅花黃色素是萃取自紅花的黃色色素，在大鼠等的動物實驗中確認其不具毒性。

水瓶座 Vitamin guard

（可口可樂）

香料只以概稱標示，無從得知添加了哪一些，畢竟有些香料具有毒性。
再加上使用了蔗糖素，因此這個也不能喝。

高果糖玉米糖漿、蜂蜜、氯化鈉、檸檬皮萃取物、海藻萃取物、維他命C、香料、枸櫞酸、枸櫞酸鈉、金盞花色素、氯化鉀、氯化鎂、乳酸鈣、甜味劑（蔗糖素）

營養補給飲料

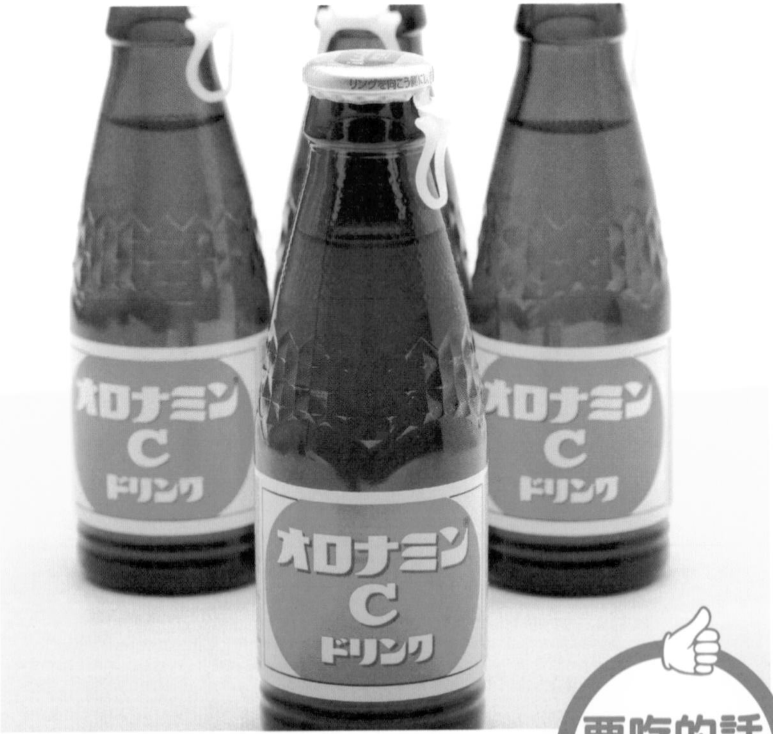

要吃的話請選這個

奧樂蜜 C

（大塚製藥）

糖類（砂糖、高果糖玉米糖漿）、蜂蜜、食鹽、香料、維他命C、枸櫞酸、咖啡因、菸鹼酸、維他命B_6、維他命B_2、水溶性維他命P、異白胺酸、蘇胺酸、苯丙胺酸、麩酸鈉

添加量在0.01%以下，因此添加品項雖多，可以接受只以概稱標示。

有些香料具危險性，只標示概稱就無法知道究竟添加了哪一些。不過，香味相對比較溫和。

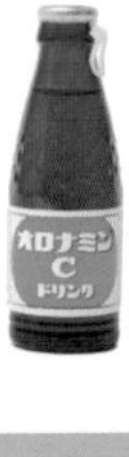

雖然是疲勞時的好夥伴，
飲用之前還是要確認成分。

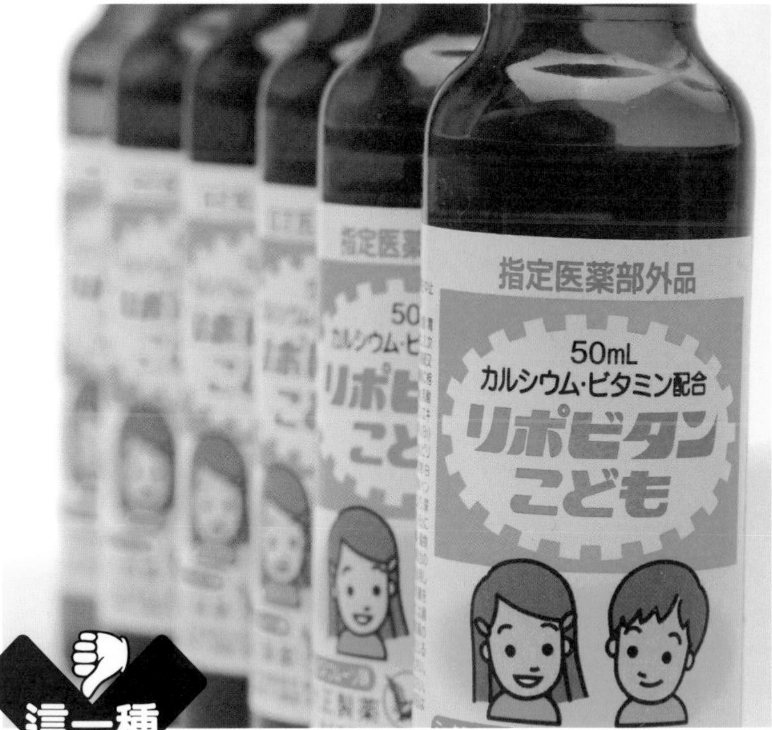

這一種
不行

RIPOBITAN 兒童用

（大正製藥）

很多人都說「牛磺酸可以改善血脂」，但效果並未獲得證實。此外還添加了苯甲酸、水楊酸，因此NG。

【成分】一瓶（50毫升）當中　牛磺酸750毫克、乳酸鈣水合物200毫克、蜂王漿100毫克、人參萃取物——57.5毫克（相當於400毫克人參）、維他命B_1 3毫克、維他命B_2 2毫克、維他命B_6 3毫克、菸鹼醯胺 10毫克　添加物：白糖、枸櫞酸、枸櫞酸鈉、苯甲酸、香料、水楊酸、苯甲酸甲酯、香蘭素、丙二醇

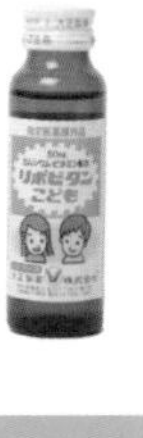

會與維他命C產生反應，變化成可致使人類罹患白血病的苯。

營養補給飲料

在現今這個忙碌的社會，連孩子們也會感到疲勞，因此兒童營養飲料賣得相當好。

最具代表性的就是【RIPOBITAN 兒童用】。這是指定醫藥部外品（厚生勞働大臣指定的醫藥部外品），超市、便利商店都有販售，而且不僅是普通食品，而是具有效能、效果的產品。瓶身上註明著「【效能】★針對發育期的幼兒童．偏食兒童．病中病後．發熱性消耗性患者．食慾不振．營養吸收不良等狀況的營養補給★虛弱體質★滋養強身」。當中竟然有爲「偏食兒童」提供營養這種功效，實在太奇怪了。偏食就應該要修正原本的飲食方式才對，過於依賴營養補給飲料，反而會變得更加偏食吧？這

DEKAVITA C

（Suntory Foods）

勉強OK！

和【奧樂蜜C】一樣，含有令人擔心的香料與酸味劑。不過，若是要飲用營養補給飲料，這個產品勉強OK。

糖類（高果糖玉米糖漿、砂糖）、蜂王漿萃取物、酸味劑、香料、維他命C、菸鹼醯胺、咖啡因、泛酸鈣、水溶性維他命P、維他命B_1、維他命B_6、維他命B_2、蘇胺酸、麩酸鈉、β胡蘿蔔素、維他命B_{12}

種產品的功能就是補充鈣質及各種維他命，其實只要從肉類、蔬果、穀類中攝取就足夠了。

至於產品的主要成分「牛磺酸」，生物體內的膽汁酸、心肌、肌肉、脾臟、腦、肺、骨髓當中都有這個成分，是由含硫氨基酸（含有硫磺的胺基酸）所製成，俗稱能夠「改善血脂」「提高肝功能」「降血壓」，但這些效果幾乎都未被確認。

此外，添加物苯甲酸是一種防腐劑，它會與維他命C產生反應，變化成可致使人類罹患白血病的苯。水楊酸是具有防腐效果的強酸，攝取太多會引發胃痛。基於這種種理由，實在沒必要特地買來給孩子喝。

【奧樂蜜C】與【DEKAVITA C】都含有各種維他命及胺基酸，但基本上這些東西從飲食中就能攝取到。雖然沒有添加防腐劑，但還是有使用香料與酸味劑。

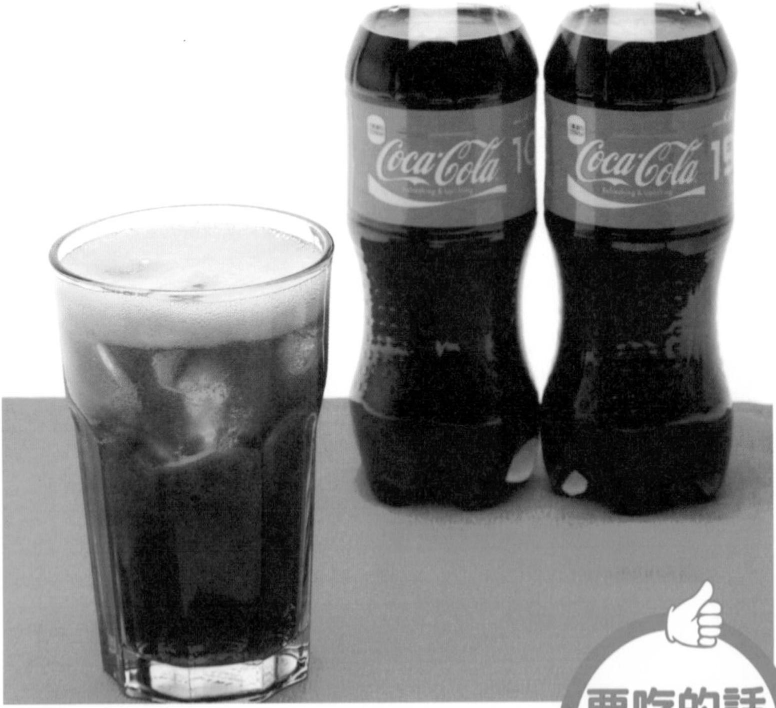

要吃的話請選這個

可口可樂

（可口可樂）

糖類（高果糖玉米糖漿、砂糖）、焦糖色素、酸味劑、香料、咖啡因

會對孩子的腦等造成強烈刺激，造成興奮、睡不著的情況。

目前日本當地販售的可樂當中，含有致癌物質 4- 甲基咪唑。

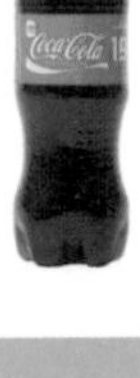

添加了焦糖色素與咖啡因，當然不推薦。但因為沒有添加合成甜味劑，非喝不可的話請選這個。

為了孩子的健康，不要喝最好。
但如果孩子纏著要喝的話，該如何挑選？

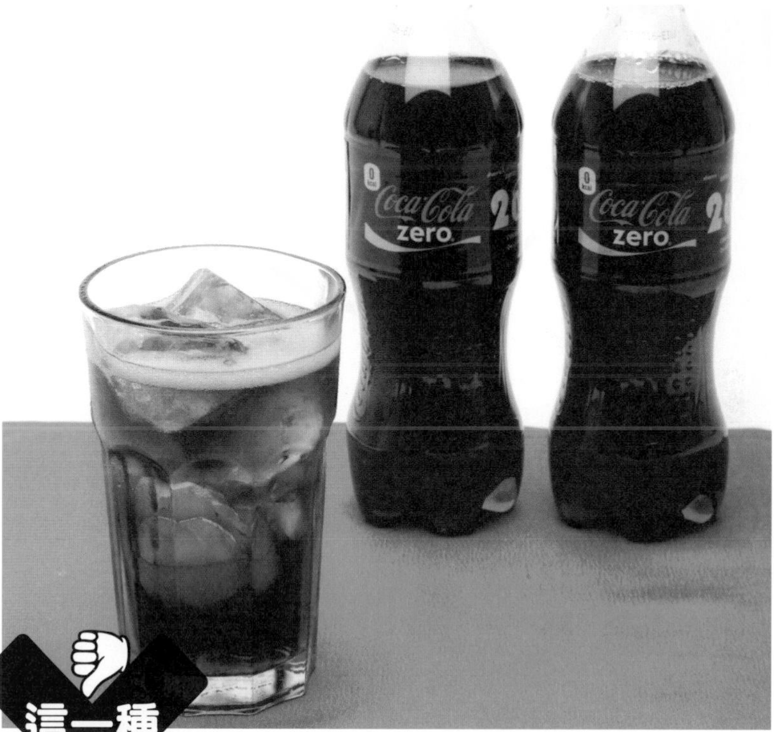

這一種不行

可口可樂 ZERO

（可口可樂）

除了焦糖色素與咖啡因，還添加了阿斯巴甜、醋磺內酯鉀、蔗糖素，千萬不要喝。

焦糖色素、酸味劑、甜味劑（阿斯巴甜、醋磺內酯鉀、蔗糖素）、香料、咖啡因

可能對肝功能及免疫系統造成不良的影響。

可能會增加腦瘤的風險，也有報告指出它會造成白血病及淋巴腫瘤（根據動物實驗）。

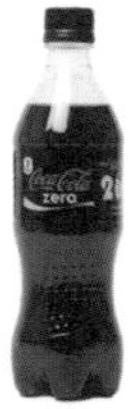

可樂

大部分人都認爲「喝可樂有害健康」，實際上這也是眞的。尤其是孩子，沒有任何一瓶可樂値得推薦給孩子喝。

首先是爲了呈現出獨特的褐色而添加了焦糖色素。焦糖色素一共有四種，其中兩種的原料當中有銨鹽化合物，它的副產物是一種稱爲4－甲基咪唑的化學物質。經過動物實驗，確定是一種致癌物。在日本販售的可樂，所有產品內都含有4－甲基咪唑。

此外，有些產品當中還含有不適合孩子的咖啡因。

近年來也出現【百事可樂NEX】【可口可樂ZERO】之類的低卡產品，但當中都使用了不確定是否安全的合成甜味劑。根據好幾位美國專家的研究，阿斯巴甜有可能增加罹患腦瘤的風

百事可樂 NEX

（Suntory Foods）

這個也不行

除了焦糖色素，還添加了合成甜味劑阿斯巴甜及醋磺內酯鉀，最好不要喝。

酸味劑、焦糖色素、香料、甜味劑（阿斯巴甜、醋磺內酯鉀）、咖啡因

險。此外，依據二〇〇五年義大利的動物實驗結果，阿斯巴甜有可能導致白血病及淋巴腫瘤。醋磺內酯鉀是不存在於自然界的化學合成物質，依據狗的動物實驗結果，有可能導致肝功能及免疫功能下降。蔗糖素是一種有機氯化合物，在大鼠的動物實驗裡，顯示其有可能對免疫系統造成不良的影響。

【百事可樂 NEX】當中使用了阿斯巴甜及醋磺內酯鉀，而【KIRIN Mets Cola】與【可口可樂 ZERO】還額外再添加了蔗糖素，因此都是不能讓孩子喝的飲料。

KIRIN Mets Cola

（KIRIN beverage）

這個也不行

和【可口可樂 ZERO】一樣，都添加了焦糖色素與咖啡因、阿斯巴甜、醋磺內酯鉀、蔗糖素，因此NG。

難消化性麥芽糊精（膳食纖維）、焦糖色素、香料、酸味劑、甜味劑（阿斯巴甜、醋磺內酯鉀、蔗糖素）、葡萄糖酸鈣、咖啡因

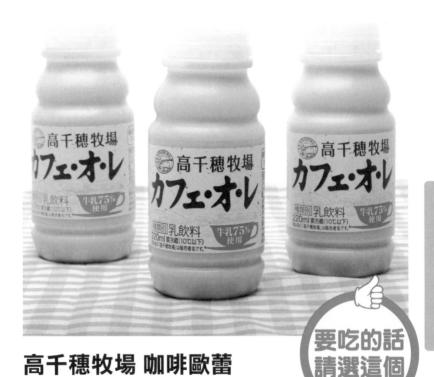

要吃的話
請選這個

高千穗牧場 咖啡歐蕾

（高千穗牧場）

牛奶、砂糖、咖啡

沒有一般咖啡歐蕾產品大多會添加的乳化劑、香料與焦糖色素，大可放心。顏色自然，也沒有奇怪的人造香味，因此○。

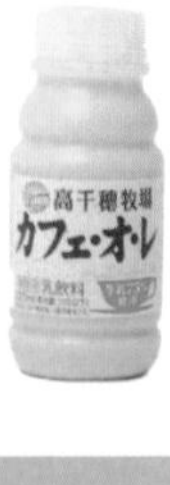

深受孩子們喜愛的含乳飲料。
總是大口大口喝，所以更要注意安全性。

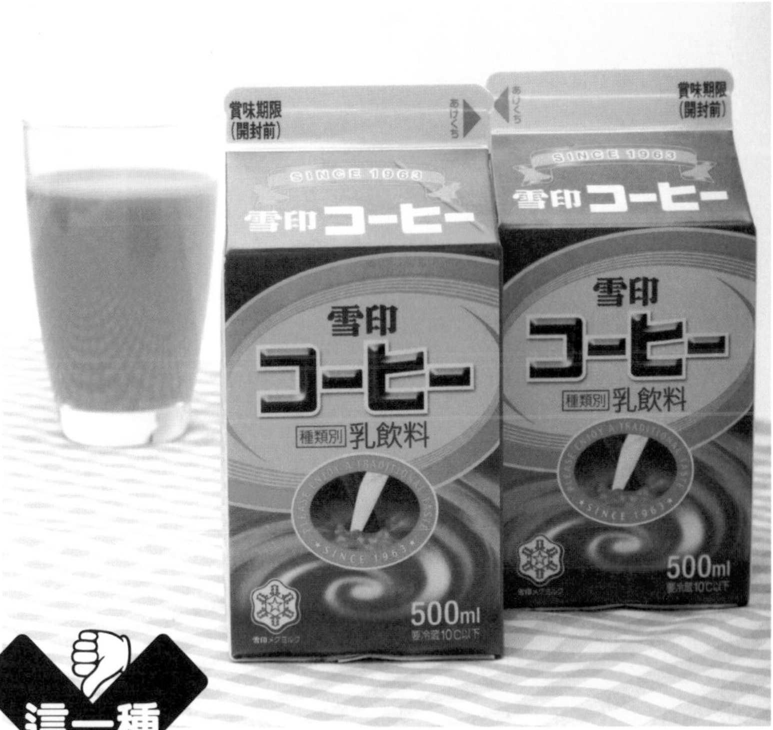

這一種
不行

雪印咖啡

（雪印 MEGMILK）

砂糖、高果糖玉米糖漿、乳製品、咖啡、椰子油、食鹽、香料、焦糖色素

焦糖色素中含有可能致癌的物質，還是不要喝比較安心。此外還添加了香料，這也是令人擔心的另一個因素。

四種當中有兩種具有致癌物質。不過只標示使用了「焦糖色素」，無從得知究竟是添加了哪一種。

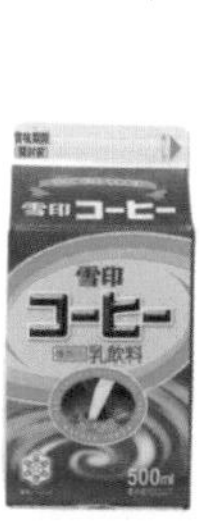

含乳飲料

咖啡歐蕾通常會使用乳化劑、香料、焦糖色素等添加物來創造獨特的滑順口感與香味。

不過，【高千穗牧場 咖啡歐蕾】完全不使用這些添加物，卻還是能夠呈現出咖啡歐蕾獨特的滋味。顏色自然，也沒有奇怪的人造香味，可以放心地飲用。此外，它的包裝瓶不大（二百毫升），喝完一瓶才一百六十四卡，熱量並不高。

【雪印咖啡】及【固力果 溫和咖啡歐蕾】都添加了焦糖色素。應該是爲了讓顏色更濃厚吧？如同前面提過的，焦糖色素III與焦糖色素IV都含有致癌物質4-甲基咪唑，但成分表只標示焦糖色素，我們無從知道究竟是添加了這四種焦糖色素當中的哪一

Mt.RAINIER 咖啡拿鐵

（森永乳業）

勉強OK！

某些乳化劑是不安全的，根據製造商森永乳業的說法，並未添加有問題的乳化劑，這一點不須擔心。唯一令人不安的就是使用了香料。

乳製品、砂糖、高果糖玉米糖漿、咖啡、牛奶、乳化劑、香料

個。

【Mt.RAINIER咖啡拿鐵】相當受消費者喜愛，大部分的便利商店都有販售，但是它添加了香料與乳化劑。合成的乳化劑有九種，其中四種是食品當中原本就有的成分，沒什麼好擔心的，有問題的是剩下的那五種。

尤其是二〇〇八年獲得許可使用的聚山梨醇酯八〇，根據動物實驗的結果，有可能誘發癌症。詢問製造商森永乳業，得到的回答是：「我們有使用脂肪酸甘油酯與脂肪酸蔗糖酯，沒有使用聚山梨醇酯」。脂肪酸甘油酯非常類似脂肪，食品當中也有這個成分，而脂肪酸蔗糖酯的成分也十分接近食品，因此不需要擔心。香料的部分讓人不太放心，但礙於企業機密這個擋箭牌，我們無法得知究竟使用了哪些成分。

固力果 溫和咖啡歐蕾

不要喝較安心！

（固力果乳業）

和【雪印咖啡】一樣添加了焦糖色素，不要吃較安心。四種焦糖色素當中有兩種含有致癌物質。

砂糖、乳製品、高果糖玉米糖漿、咖啡、植物油脂、食鹽、焦糖色素

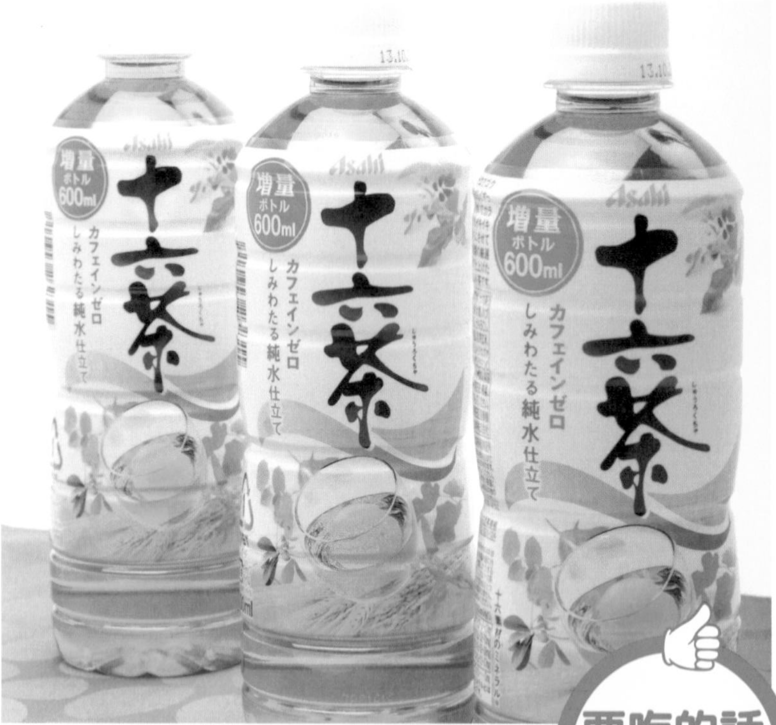

要吃的話
請選這個

Asahi 十六茶

（Asahi 飲料）

薏苡仁、大麥、藥草茶、糙米、發芽大麥、玉米、枇杷葉、黑豆（大豆）、發芽糙米、決明子、昆布、香菇、芭樂葉、桑葉、小米、甘蔗、維他命C

能夠酸化成分，避免味道、香氣、顏色產生變化。沒有安全上的問題。

沒有添加綠茶，因此不含咖啡因。原料都是自古就食用的材料，是可以放心飲用的茶飲。

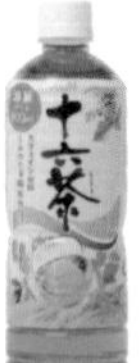

日本的國民飲料。雖然幾乎所有製品都不具危險性，但既然要喝，就選最令人安心的。

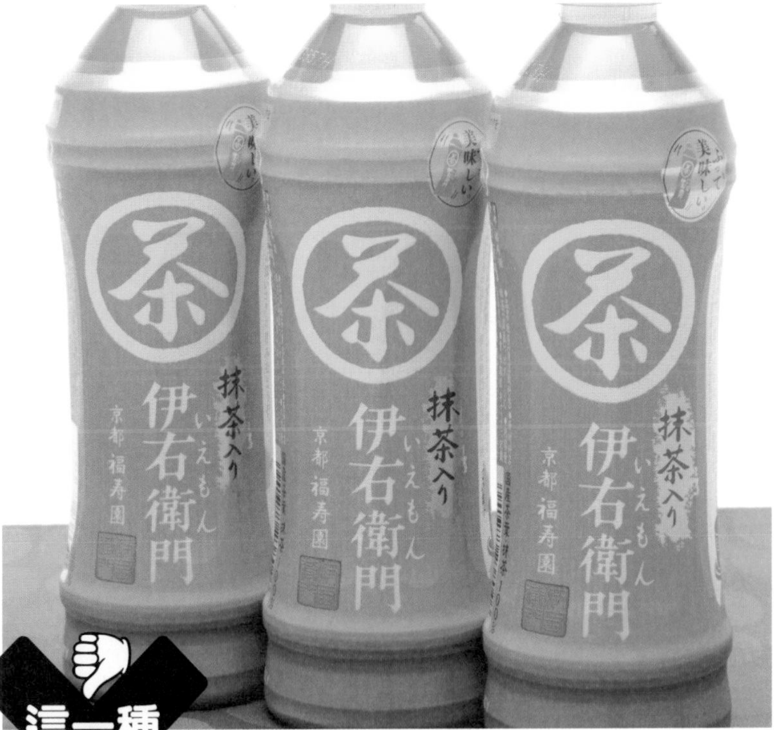

這一種不行

伊右衛門

（Suntory Foods）

綠茶（日本產）、維他命C

綠茶中含有咖啡因，有可能對孩子的腦部造成太過強烈的刺激。有些人則會出現失眠、耳鳴等症狀。

雖然幾乎沒什麼問題，但是有些茶的鈉含量偏高，令人不太放心。產品成分表裡並未標示出鈉含量，誠意不足。

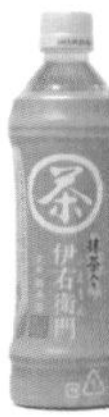

茶飲

【Asahi 十六茶】的最大特色是沒有咖啡因。無添加綠茶，當然不含咖啡因。

「枇杷葉」「決明子」「芭樂葉」等等雖然都不是我們經常接觸的材料，但自古人們便會食用這些東西，因此沒有問題。我自己也喝過好幾次這個產品，沒有感覺到有任何帶刺激性或令人不舒服的成分。

添加維他命C是爲了酸化成分，讓味道、香氣、顏色不至於產生變化，因此也沒有安全上的問題。

而【爽健美茶】與【Asahi 十六茶】最大的差異是添加了綠茶，因此含有咖啡因。對於不太能夠適應咖啡因的孩子，最好能

爽健美茶

（可口可樂）

這個也OK！

飲用上沒問題，但因為加了綠茶，含有咖啡因，對於不太能夠適應咖啡因的孩子要再斟酌。

夠避開。

【伊右衛門】及【OISHI茶 綠茶】也都使用了綠茶，所以皆含有咖啡因。咖啡因會刺激神經，有些人甚至會出現失眠、耳鳴等症狀。自古人們就不讓孩子們攝取咖啡因，也有不少父母親「不讓孩子喝咖啡」。但日本人經常喝茶，事實上也很少禁止孩子喝綠茶。關於這一點，就只能讓父母自行判斷了。

【伊右衛門】在煮茶時爲了提高萃取率，於是添加了小蘇打。它會與茶葉的成分產生反應分解，但同時也會殘留鈉，因此每一百毫升含有大約十毫克鈉。至於一般以茶葉浸泡出來的茶湯，每一百毫升的鈉含量大約是三毫克。

OISHI 茶 綠茶

(伊藤園)

這個也OK!

和【爽健美茶】一樣都含有咖啡因，對於不太能夠適應咖啡因的孩子要多斟酌。當中倒是沒有其他有問題的添加物。

綠茶（日本）、維他命C

蔬果汁

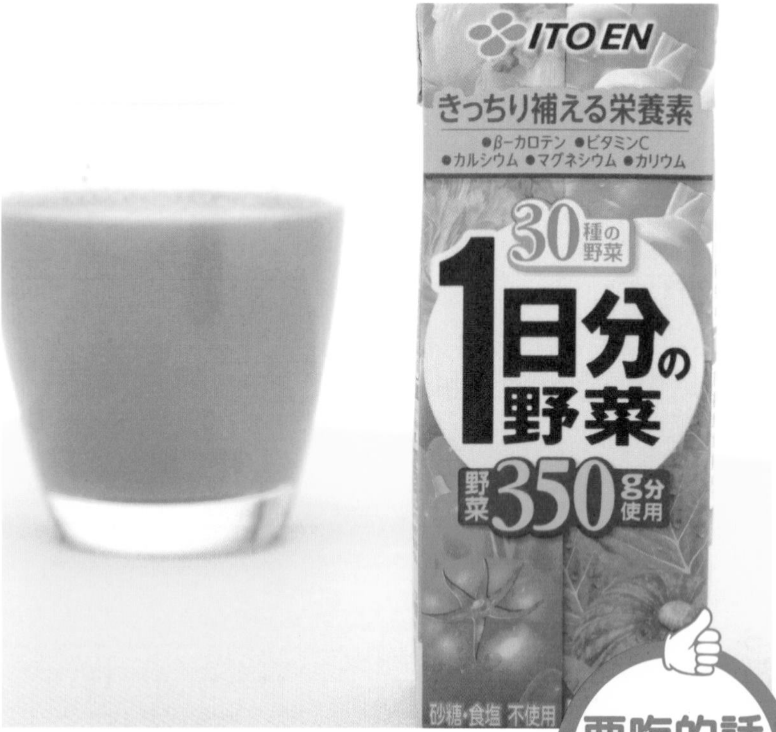

要吃的話請選這個

1 日分野菜

（伊藤園）

蔬菜（紅蘿蔔、番茄、彩色番薯、紅甜椒、四季豆、埃及國王菜、球芽甘藍葉、萵苣、羽衣甘藍、青椒、白蘿蔔、白菜、蘆筍、豌豆、芹菜、紫蘇、綠花椰菜、南瓜、明日葉、油菜、牛蒡、苦瓜、薑、綠豆芽、洋香菜、水芹菜、高麗菜、櫻桃蘿蔔、菠菜、鴨兒芹）、檸檬汁、水溶性膳食纖維、乳酸鈣、氯化鎂、維他命C

用於強化礦物質，沒有安全上的問題。

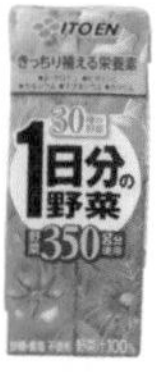

沒有具危險性的添加物。裡面有等同350公克蔬菜的蔬菜汁，含有維他命與礦物質。要喝的話請選這個。

為了健康、為了彌補蔬菜攝取量不足……
哪一個能夠充分回應我們的需求？

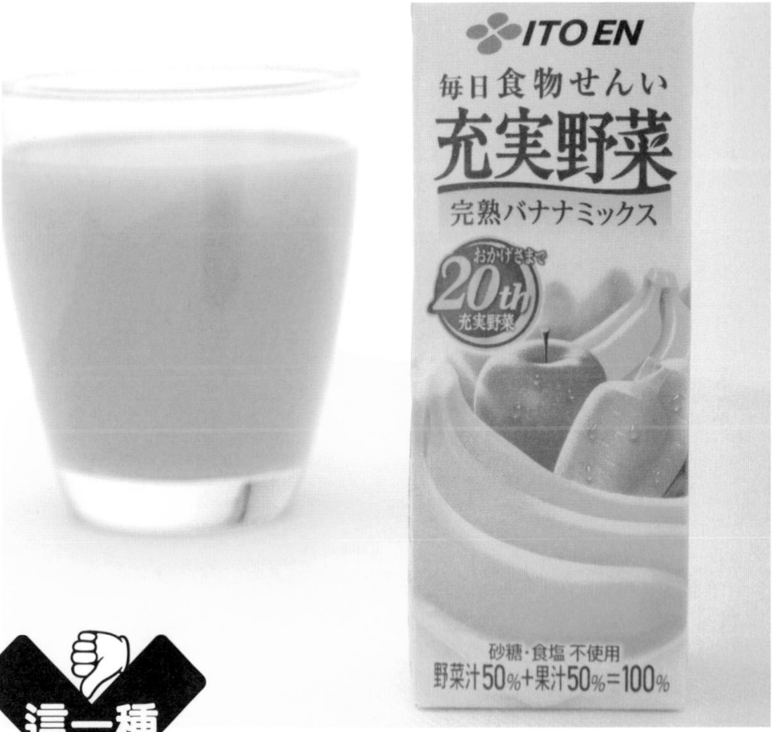

這一種
不行

充實野菜 完熟香蕉綜合果汁（伊藤園）

> 由於濃縮還原的關係，果汁失去了香氣，於是添加香料。基於這一點，它的安全性就不如【1日分野菜】了。

蔬菜（紅蘿蔔、彩色番薯、萵苣、紅甜椒、四季豆、羽衣甘藍、青椒、白菜、綠花椰菜、芹菜、蘆筍、南瓜、油菜、明日葉、洋香菜、水芹菜、高麗菜、櫻桃蘿蔔、菠菜、鴨兒芹）、水果（葡萄、香蕉、蘋果、檸檬、西印度櫻桃）、水溶性膳食纖維、香料

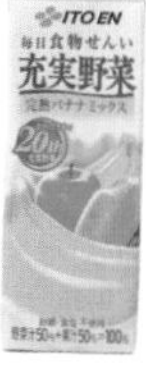

有幾種香料帶有強烈的毒性，但這裡只以「香料」概稱，即使添加了有毒的香料，我們也無從得知。

蔬果汁

爲了能夠更輕鬆攝取蔬菜裡富含的膳食纖維、維他命及礦物質，有不少人每天都會飲用蔬果汁。但有許多產品都添加了成分不明的香料，必須多加注意。

這些產品使用的是濃縮還原的蔬菜汁與水果汁，也就是將蔬菜或水果榨汁後蒸發水分加以濃縮，要製成商品時再加水還原。這樣不但能夠減少體積，也可降低運送與儲藏的成本。

但是，有些果汁經過濃縮還原之後會失去原有的香味。這時就會添加香料，彌補失去的香氣。但是人工添加的香味畢竟不同於天然的果香，也會在舌頭上殘留不自然的口感。因此，飲用添加香料的【充實野菜 完熟香蕉綜合果汁】時，會聞到不自然的

野菜一日一瓶

（KAGOME）

這個也OK！

這個產品也可以喝。沒有添加香料，含有等同350公克蔬菜的蔬菜汁，可以補充維他命與礦物質。

蔬菜（番茄、紅蘿蔔、球芽甘藍、紅甜椒、羽衣甘藍、菠菜、黃麻菜、綠花椰菜、萵苣、芹菜、薑、紫高麗菜、紅紫蘇、艾蒿、青江菜、白花椰菜、水芹菜、洋香菜、南瓜、蘆筍、洋蔥、甜菜、白蘿蔔、油菜、紫色地瓜、明日葉、白菜、茄子、豌豆、牛蒡）、檸檬汁

甜香，舌頭的感覺也怪怪的。

除此之外還有安全上的問題。關於香料，合成品大約有一百三十種，天然的有接近六百種之多。將其中幾種甚至數十種加以組合，就能調配出各種獨特的味道。某些合成香料的毒性極強，但因爲成分表中只標示「香料」這個概稱，即使添加了有毒的香料，我們也無從得知。

【1日分野菜】及【野菜一日一瓶】中並沒有添加果汁，因此並未使用香料。而且當中有等同三百五十公克蔬菜（日本厚生勞働省建議的每日蔬菜攝取量）的蔬菜汁，含有維他命與礦物質。

【野菜一日一瓶】爲了彌補加工時流失的維他命C，於是額外添加了乳酸鈣及氯化鎂來加強礦物質。這些雖然也屬於添加物，但沒有安全上的問題。

野菜生活 100

（KAGOME）

不要喝較安心！

在維護健康的蔬菜汁商品中添加香料，實在大有問題。標榜「蔬菜汁50%＋果汁50%＝100%」，卻添加了香料，是讓人不放心的問題點。

蔬菜（紅蘿蔔、青椒、菠菜、蘆筍、油菜、水芹菜、南瓜、紫色地瓜、綠花椰菜、球芽甘藍、甜菜、紅紫蘇、芹菜、萵苣、白菜、羽衣甘藍、洋香菜、茄子、洋蔥、白蘿蔔、高麗菜）、水果（蘋果、橘子、檸檬）、香料

百分之百果汁飲料

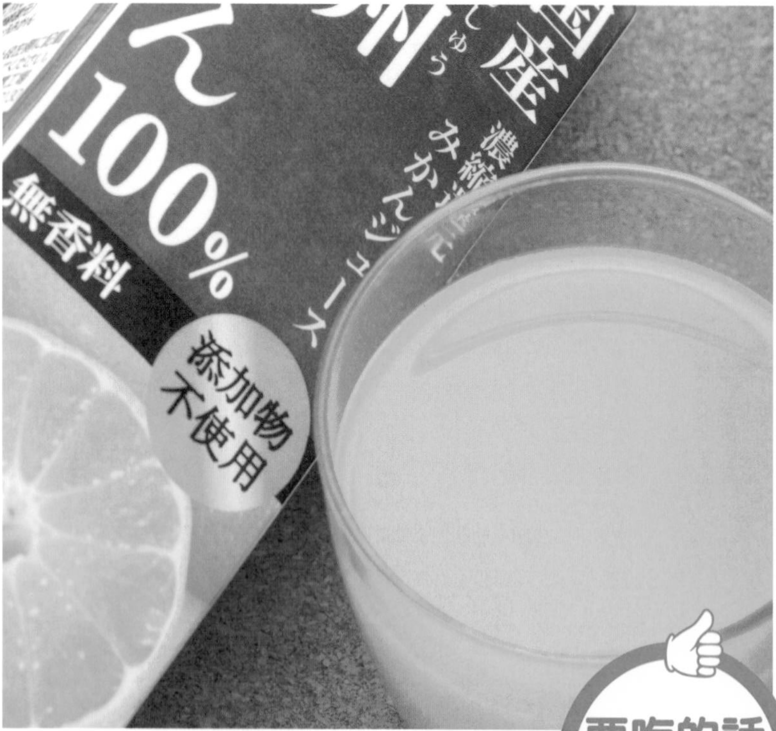

要吃的話
請選這個

Koshin 溫州橘子 100%

（興真乳業）

溫州橘子

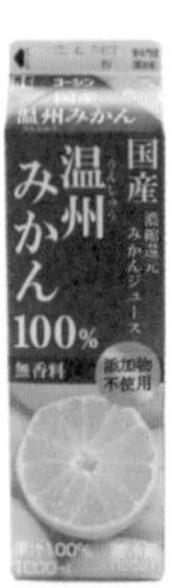

沒有香料、酸味料等任何添加物，貨真價實的「100% 果汁飲料」商品，絕對能夠放心地讓孩子飲用。

百分之百果汁當然最健康、最安全！但果真所有產品都是這樣嗎？

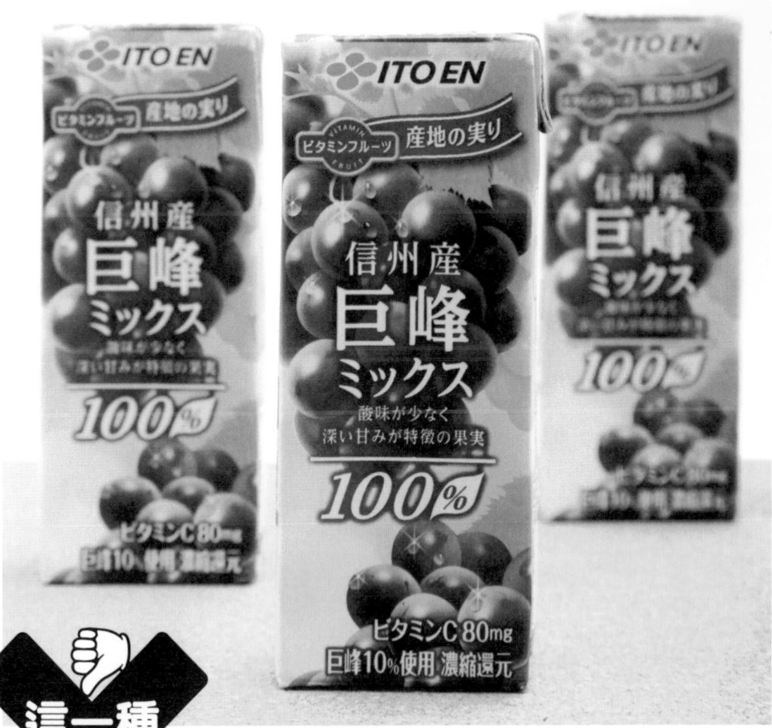

這一種不行

信州產 巨峰綜合果汁

（伊藤園）

> 雖然沒有高危險性的添加物，但還是使用了香料與酸味劑，令人不安的要素遠多於【Koshin 溫州橘子100%】。

葡萄、香料、酸味劑、維他命C

香料當中，合成物大概有130種，天然的約有600種，某些香料還帶有強烈的毒性。但這裡並未標示出使用哪一種，只以「香料」概稱。

只標示概稱，無從得知是使用了什麼東西。雖然酸味劑沒什麼毒性，但大量攝取有可能使得口腔或胃黏膜受到刺激。

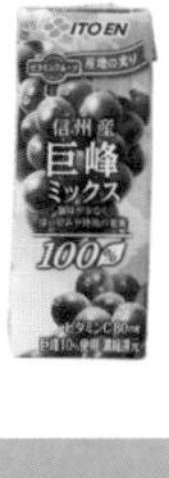

百分之百果汁飲料

市面上推出了不少標榜「百分之百純果汁」的果汁飲品。基於「想要品嘗果汁原味」「既然是果汁應該可以放心」的理由，買的人相當多。

但實際上絕大部分的產品都不是眞正的「百分之百純果汁」，因爲添加了香料。

看看這些商品的原料表，每個都標示著「濃縮還原」。也就是說，將蘋果、葡萄之類的水果榨成汁，蒸發掉水分加以濃縮，要製成商品時再加水還原成原本的狀態。這樣一來不但能夠減少體積，也可降低運送與儲藏的成本。

但是，在濃縮還原的過程中會失去水果特有的香味，喝起來

純品康納 水果 × 水果（鳳梨）

（KIRIN beverage）

勉強OK!

添加了香料因此稍微扣分。某些香料帶有強烈的毒性，只以「香料」概稱的話就無法得知是使用哪些成分。

鳳梨（開英種93%以上，黃金鳳梨種6%以上）、香料

就不像果汁了。這時候就會添加香料，讓產品喝起來有水果的氣味。因此，嚴格說來這並不是「百分之百純果汁」。

這樣算是標示不實，但因爲一般香料的添加量大概都在百分之〇．〇一以下，分量微乎其微，因此才沒有成爲追究的對象。可是從消費者的立場來看，既然標榜是「百分之百純果汁」，成分理所當然就應該「只有果汁」。因此不少人都有種上當的感覺。

其中，【Koshin溫州橘子100％】當中並沒有添加香料，滋味也清爽多了。

至於其他產品，都添加了香料與維他命C。【信州產 巨峰綜合果汁】更額外添加了酸味劑，酸味非常強，反而讓人感到不自然。

固力果 紅蘋果青蘋果

（固力果乳業）

勉強OK！

和【純品康納 水果×水果（鳳梨）】相同，都使用了香料，令人有點在意。

蘋果、香料、抗氧化劑（維他命C）

優酪乳

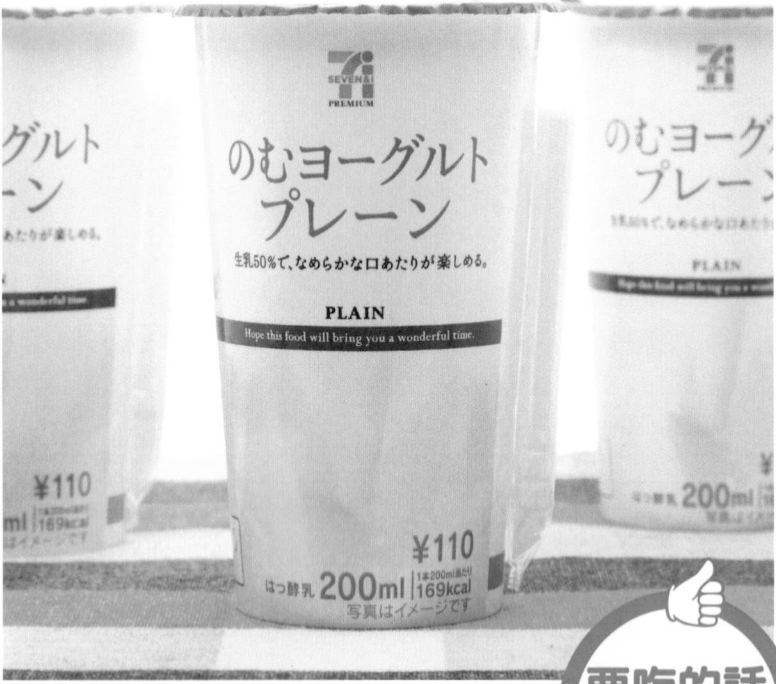

要吃的話
請選這個

優酪乳 原味

（7 PREMIUM）

生乳、乳製品、砂糖、麥芽糊精

多個葡萄糖的結合物，將澱粉分解之後製成。本身就屬於食品類，因此無危險性。

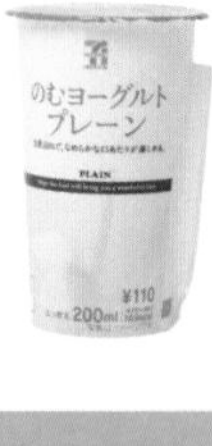

沒有使用香料等添加物，可以放心飲用。有自然的滋味與甜味。麥芽糊精也沒問題。

飲用型的優格最適合忙碌的早晨。
方便的健康飲料也含有不安全的成分？

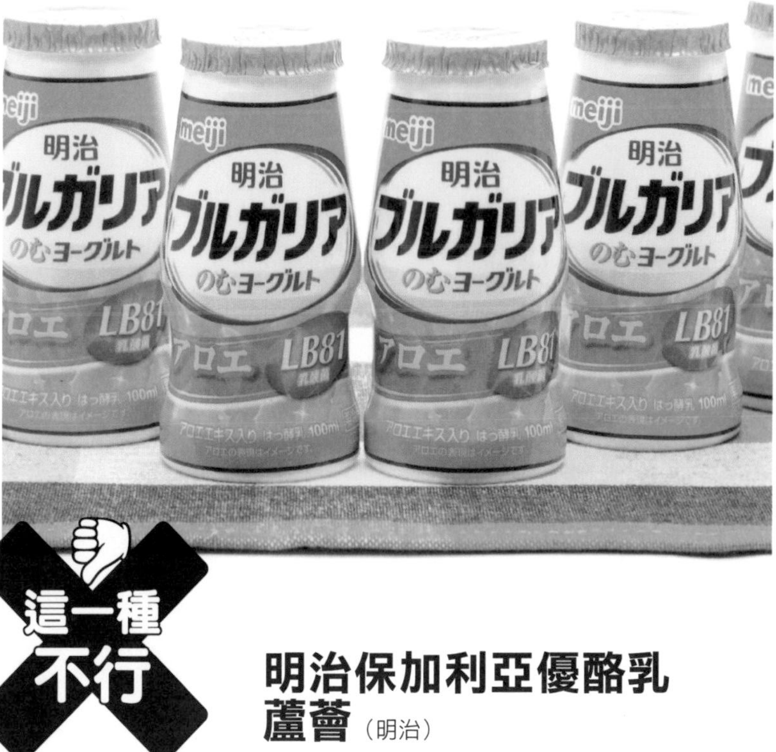

這一種
不行

明治保加利亞優酪乳 蘆薈（明治）

雖然印象中蘆薈「對胃有益」，但這種飲料千萬不要喝。因為當中添加了合成甜味劑阿斯巴甜。

乳製品、砂糖、蘆薈果肉萃取物、安定劑（果膠）、香料、甜味劑（阿斯巴甜）、酸味劑

1983年獲得日本國內使用許可的甜味劑。可能會引起腦腫瘍，也有報告指出它會造成白血病及淋巴腫瘤（根據動物實驗）。

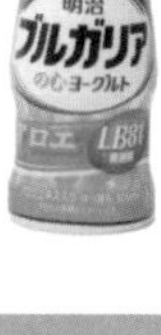

優酪乳

【優酪乳 原味】沒有香料等添加物，因此沒有奇怪的味道，散發著自然的甜味。

麥芽糊精是多個葡萄糖的結合物，將澱粉分解之後製成。本身就屬於食品類，因此沒有安全上的顧慮。

或許有人會感到疑惑，【明治保加利亞優酪乳 蘆薈】「爲什麼不好？」畢竟蘆薈普遍認爲是一種「對胃有益」的食材。這個產品的問題點在於添加了合成甜味劑阿斯巴甜。

而【明治保加利亞優酪乳 原味LB81】當中也使用了阿斯巴甜，而且還有強烈的香料。

不過，【明治保加利亞優酪乳 原味LB81】取得了能夠調整

明治保加利亞優酪乳 原味 LB81

(明治)

勉強OK！

獲得特定保健用食品的認證，對容易便祕的人特別有效。唯一令人不安的是添加了香料。香氣溫和。

乳製品、高果糖玉米糖漿、砂糖、安定劑（果膠）、香料

腸胃的特定保健食品認證，「……透過LB81乳酸菌可維持腸內菌叢生態平衡，讓腸胃保持在最佳狀態」。尤其是有便祕問題的人，效果特別明顯。

安定劑果膠是萃取自蘋果、甜菜的多糖類，沒有安全上的問題。產品中雖然添加了香料，但香味溫和。

【黑棗Fe一日分鐵質優酪乳】如同其商品名，添加了枸櫞酸鐵銨，可以補充鐵質。它是一種營養強化劑，沒有安全上的顧慮。

只是其中添加了氣味強烈的香料，這是我最在意的地方。味道相當甜，很類似棗類。可以不添加就更好了。

黑棗 Fe 一日分鐵質優酪乳

（雪印 MEGMILK）

不要喝較安心！

裡面加了焦糖色素，光是這一點就最好不要吃了。四種焦糖色素當中，有兩種為致癌物質。

枸櫞酸鐵銨是一種營養強化劑，不會有問題。令我介意的是添加了氣味強烈的香料。這種存有疑慮的飲料，還是不要喝較安心。

吐司

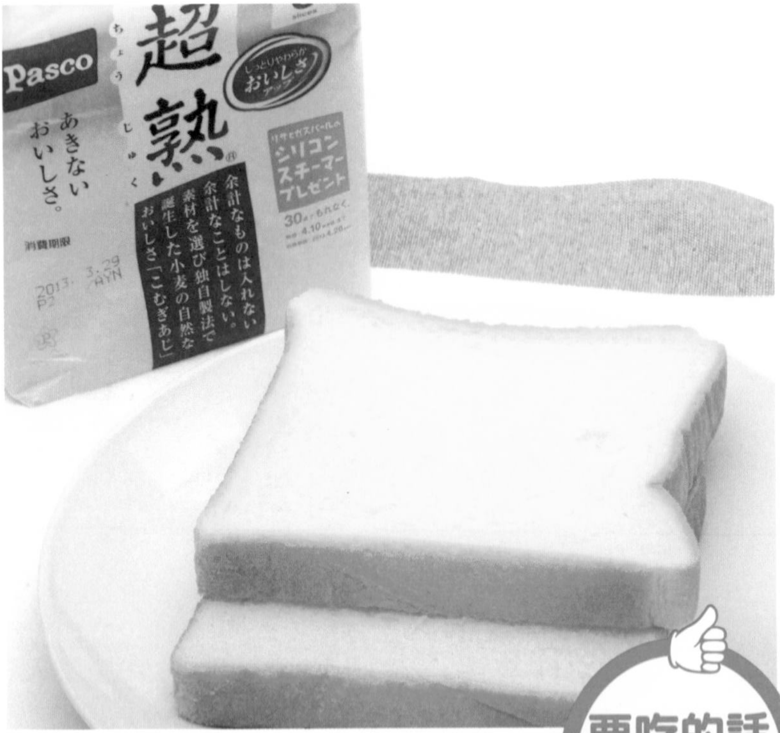

要吃的話
請選這個

超熟

（敷島麵包）

麵粉、砂糖、含動物性奶油的人造奶油、麵包酵母、食鹽、米粉、（部分原料含有小麥、乳製品）

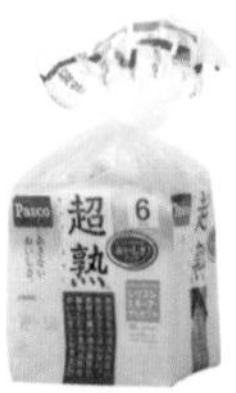

沒有使用添加物，麵包依舊彈牙且滋味濃厚。在安全性方面沒有問題，要吃的話請選這個。

「早餐習慣吃麵包」的家庭
一定要知道、絕對要避免的添加物。

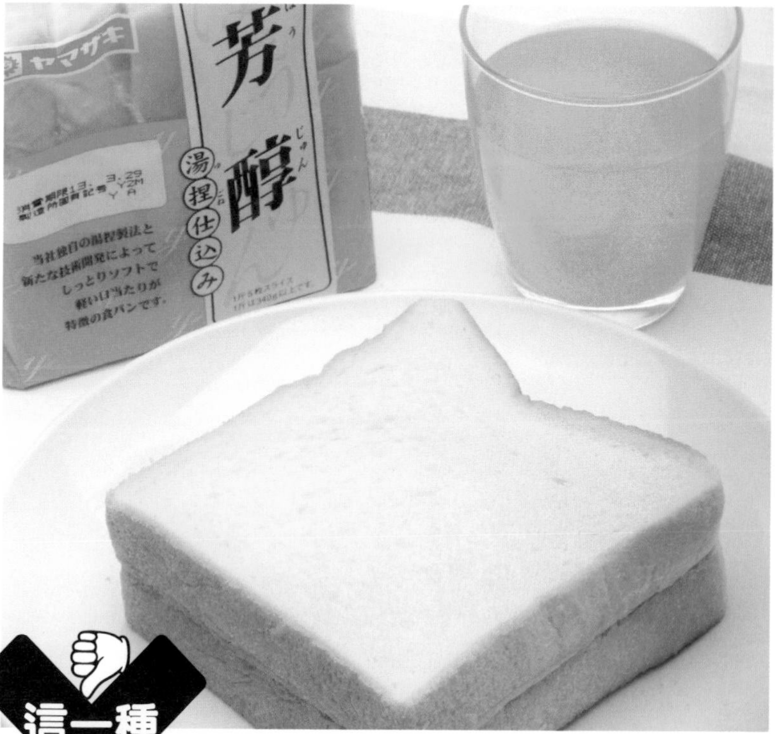

這一種不行

芳醇

（山崎麵包）

使用了致癌物質溴酸鉀，因此NG。雖然山崎麵包表示「沒有安全上的問題」，但還是令人感到不安。

麵粉、糖類、人造奶油、麵包酵母、食鹽、發酵種、脫脂奶粉、植物油脂、釀造醋、乳化劑、麵包改良劑、維他命C、（部分原料含有奶類、小麥、大豆）

乳化劑能夠讓油與水這兩種不易結合的液體更容易混合。合成物有9種，當中有4種的安全性頗高，其他的就有問題了。只標示概稱雖然合法，卻無法得知究竟使用了什麼成分。

作為膨脹劑用。麵包改良劑一共有16種，某幾種還具有強烈毒性，令人感到不安。

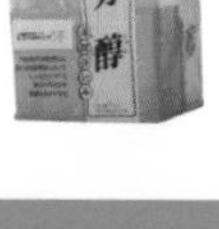

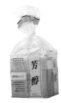

吐司

山崎麵包的【芳醇】與敷島麵包的【超熟】兩者存在了決定性的差異點：前者使用了會致癌的添加物，後者沒有。

【芳醇】的包裝袋上標示著「本產品爲了改善品質、提升風味，因此添加了溴酸鉀。其使用量與殘留量皆符合厚生勞働省所訂定之標準，且由第三方單位（日本麵包技術研究所）確認製造場所並進行定期檢查」。山崎麵包爲了增加麵團的黏性，製作出更彈牙、口感細緻的麵包，於是添加溴酸鉀，但是它卻是個致癌物質。

在大鼠的動物實驗中，溴酸鉀會造成腎臟腫瘤、腹膜長癌。

山崎麵包標示，「所添加的溴酸鉀十分微量，而且會在麵包

Hon Shikomi

（富士麵包）

勉強OK！

添加了含有大量反式脂肪的酥油以及不知道具體成分為何的乳化劑，稍微令人感到不安。不過，食用上是沒問題的。

麵粉、砂糖（北海道產100%）、脫脂奶粉、食鹽、人造奶油［植物油脂、奶油（北海道產100%）、食鹽］、酥油、麵包酵母、發酵風味料、乳化劑、維他命C、（部分原料含有乳成分、大豆）

烘焙的過程中分解，不會有安全上的問題」。而且也經過厚生勞働省的許可，得以販售。

該公司調查到目前爲止所生產的麵包，確認溴酸鉀的殘留量都在〇．五ppb（ppb爲十億分之一的濃度單位）以下。但殘留量畢竟不是零啊，而且也不可能每天檢驗大量生產的所有製品。機器的狀況、烘焙的程度等等，也都可能造成溴酸鉀的殘留量增加。

特意添加有致癌風險的化學物質，讓消費者身陷危險當中，這種企業態度實在有問題。【超芳醇】【超芳醇 特選】【葡萄乾愛好者的葡萄乾麵包】也都添加了溴酸鉀。但【Morning Star】倒是沒有添加。

【超熟】則是沒有使用添加物，麵包吃起來口感Q彈，滋味也相當濃厚。

Morning Star

（山崎麵包）

勉強OK！

讓人擔心的是添加了乳化劑與麵包改良劑。麵包改良劑換句話說就是膨脹劑，而某些膨脹劑具有強烈毒性。

麵粉、糖類、人造奶油、麵包酵母、食鹽、脫脂奶粉、發酵種、乳化劑、醋酸鈉、麵包改良劑、維他命C、（部分原料含有乳成分、小麥、大豆）

甜麵包（紅豆麵包）

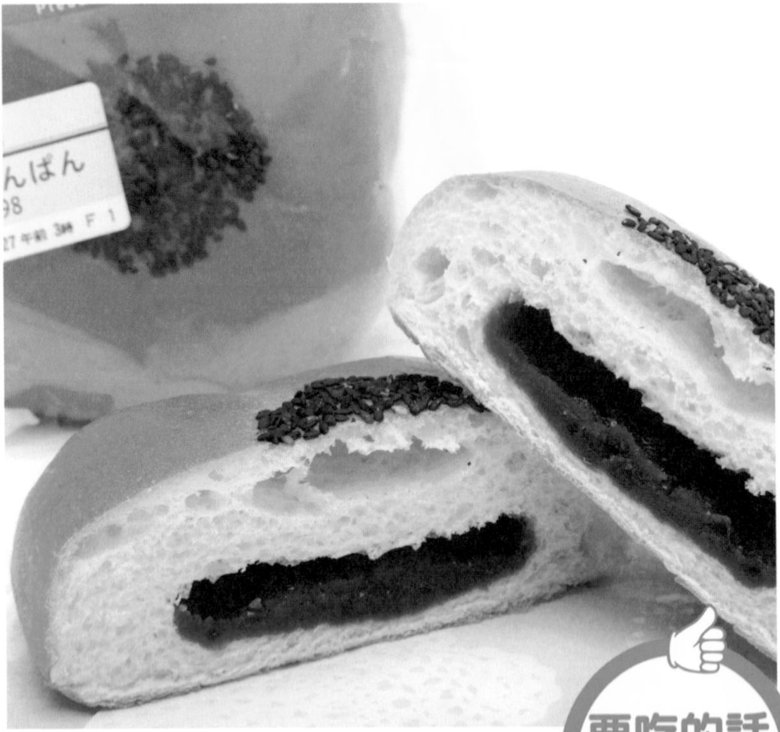

要吃的話請選這個

紅豆麵包

（7 PREMIUM）

紅豆粒餡、麵粉、砂糖、人造奶油、雞蛋、麵包酵母、黑芝麻、食鹽、水飴粉、植物油脂、以牛奶等為主原料的食品、脫脂奶粉、乳清粉、葡萄糖、醋酸鈉、增稠劑（果膠）、維他命C、香料、（部分原料含有大豆）

萃取自蘋果、甜菜等的多糖類，沒有安全上的問題。

由醋的成分醋酸與鈉結合而成，沒有安全上的顧慮。

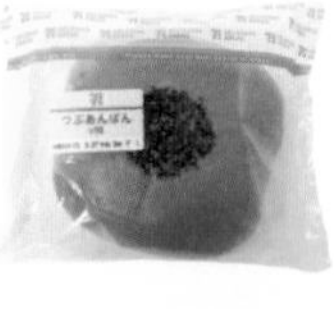

不像其他產品添加了麵包改良劑，要吃的話請選這個。只是當中使用了香料，這一點令人有點不放心。

最具代表性的甜麵包。
一定要吃的話，至少要挑能夠放心的產品。

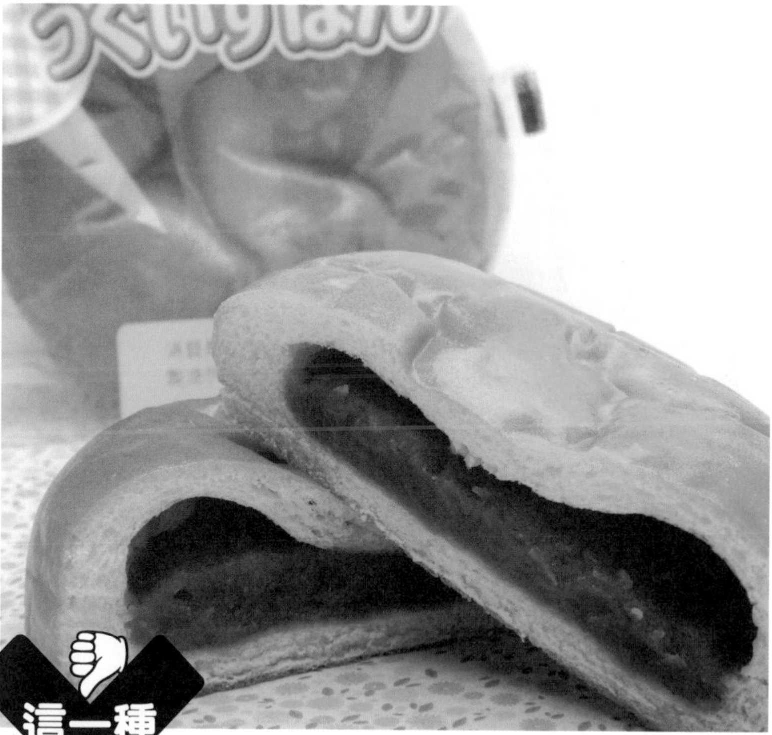

這一種不行

山崎 豌豆餡麵包

（山崎麵包）

最大的理由是使用了焦油色素黃色4號及藍色1號。從其化學構造與動物實驗結果來看，都具有致癌的可能性。

豌豆餡、麵粉、糖類、人造奶油、雞蛋、脫脂奶粉、麵包酵母、植物油脂、牛奶、食鹽、植物性蛋白、天然乳酪、濃縮乳清蛋白粉、還原水飴、山梨醇、乳化劑、修飾澱粉、著色劑（黃色4號、藍色1號）、麵包改良劑、黏稠劑（海藻酸）、香料、維他命C、（部分原料含有牛奶類、雞蛋、小麥、大豆）

這些都是難以分解的化學物質，具有致癌疑慮，也可能導致蕁麻疹。

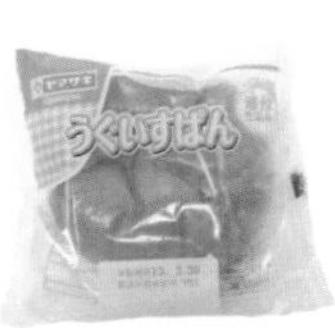

甜麵包（紅豆麵包）

在甜麵包當中，紅豆麵包的添加物相對比較少。

不過，大部分都有添加麵包改良劑。麵包改良劑擔任膨脹劑的功能，因此即便使用機器製作，也能烤出蓬鬆的麵包。但這種麵包裡含有大量的氣體，吃起來鬆鬆軟軟，既不彈牙、也沒有滋味。麵包改良劑有十六種之多，通常都會添加其中的幾種。但是有些麵包改良劑的毒性極強，讓人感到不安。

【紅豆麵包】雖然未使用麵包改良劑，但麵包本身彈性十足，口感相當好。

醋酸鈉是由醋的成分醋酸與鈉結合而成，沒有安全上的顧慮。

山崎 紅豆麵包

（山崎麵包）

勉強OK！

為了烤出蓬鬆的麵包而添加的麵包改良劑一共有16種，某些麵包改良劑的毒性強，多少令人感到不安。

紅豆泥、麵粉、糖類、人造奶油、雞蛋、脫脂奶粉、麵包酵母、植物油脂、牛奶、食鹽、植物性蛋白質、天然乳酪、濃縮乳清蛋白粉、還原水飴、乳化劑、修飾澱粉、麵包改良劑、黏稠劑（海藻酸丙二醇酯）、香料、維他命C、（部分原料含有奶類、雞蛋、小麥、大豆）

增稠劑果膠是萃取自蘋果、甜菜等的多糖類，同樣沒有安全上的問題。

【山崎 豌豆餡麵包】當中添加了焦油色素黃色四號及藍色一號。根據焦油色素的化學構造及動物實驗的結果，它的致癌性非常高。在長達九十四～九十九週、每週注射一次含有百分之二或百分之三藍色一號的皮下注射實驗當中，有百分之七十六以上的機率發生癌症。

而黃色四號更是眾所周知會引發人類蕁麻疹的物質，也是皮膚科醫師會特別提醒的成分。

【PASCO 五彩紅豆麵包 5個裝】添加的漂白劑亞硫酸鹽是簡稱，實際上它有可能是亞硫酸鈉、次亞硫酸鈉、偏亞硫酸鉀、偏亞硫酸鈉或二氧化硫。不論是哪一種都很容易刺激腸胃，或者造成維他命B_1缺乏，導致發育不良。

PASCO 五彩紅豆麵包 5 個裝

（敷島麵包）

添加了亞硫酸鹽，千萬不要吃。它容易刺激腸胃黏膜，也有可能致使維他命B_1缺乏，造成發育不良。

麵粉、紅豆粒餡、紅豆泥、豆沙餡、抹茶豆沙餡、栗子豆沙餡、糖類、雞蛋、加工油脂、麵包酵母、小麥蛋白、白芝麻、黑芝麻、罌粟籽、脫脂奶粉、食鹽、乳化劑、抗氧化劑（維他命C、EDTA–Ca–Na）、漂白劑（亞硫酸鹽）、梔子色素、香料、（部分原料含有大豆）

甜麵包（紅豆麵包以外）

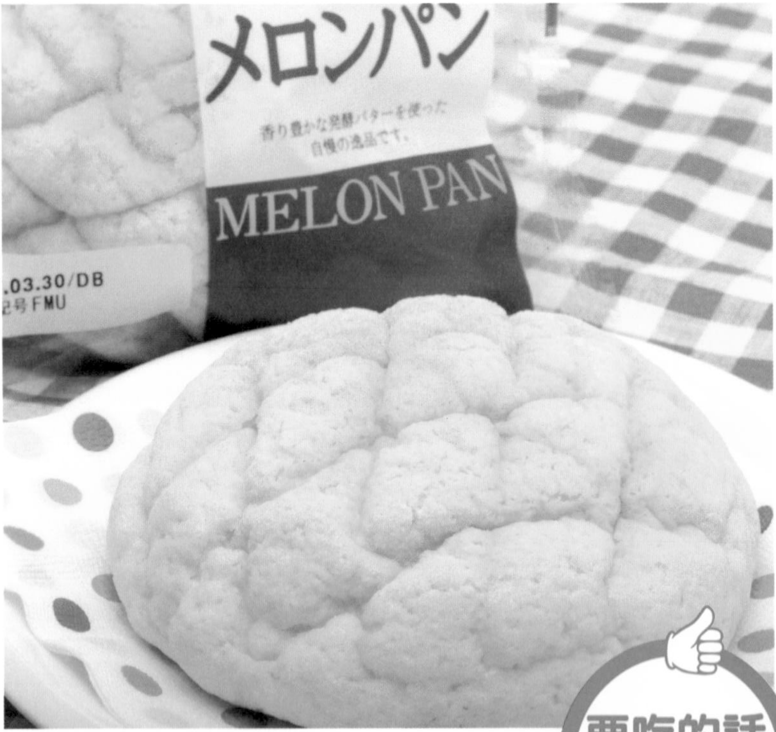

要吃的話
請選這個

特製菠蘿麵包

（富士麵包）

麵粉、砂糖、人造奶油（植物油脂、發酵奶油、其他）、雞蛋、以奶類等為主原料的食品、麵包酵母、葡萄糖、加工油脂、食鹽、小麥蛋白、乳化劑、香料、麵包改良劑、維他命C、（部分原料含有雞蛋、奶類、小麥、大豆）

麵包改良劑一共有16種，某幾種還具有強烈毒性，令人感到不安。

香料當中，合成物大概有130種，天然的約有600種，某些香料還帶有強烈的毒性。但這裡並未標示出使用哪一種，只以「香料」概稱。

乳化劑、香料等因為無法得知具體使用了哪些品項，稍微不放心。不過，這個產品的添加物比其他產品少，要吃的話請選這個。

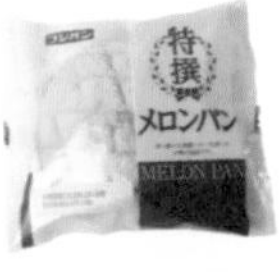

主食

隨手可得的甜麵包，
你可知道裡面其實有一堆添加物？

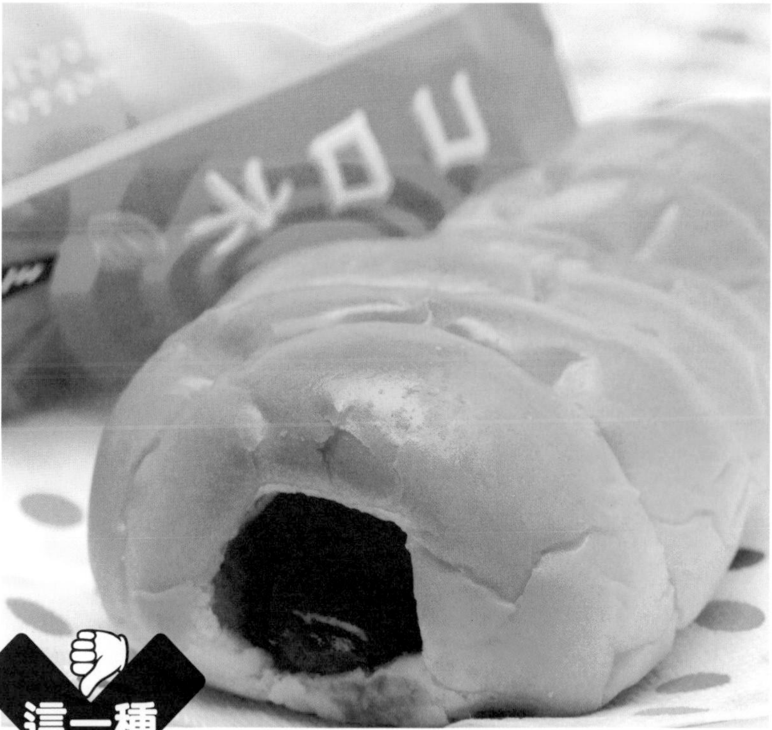

這一種不行

牛奶巧克力奶油海螺麵包（山崎麵包）

使用防腐劑己二烯酸鉀，千萬不要吃。過敏體質的人也要小心黏稠劑海藻酸丙二醇酯。

牛奶巧克力麵糊、麵粉、糖類、酥油、脫脂奶粉、雞蛋、麵包酵母、人造奶油、植物油脂、食鹽、植物性蛋白、海藻糖、修飾澱粉、甘胺酸、焦糖色素、乳化劑、pH調整劑、黏稠劑（增黏多糖類、海藻酸丙二醇酯）、香料、防腐劑（己二烯酸鉀）、麵包改良劑、脂肪酸甘油酯、維他命C、（部分原料含有奶類、雞蛋、小麥、大豆）

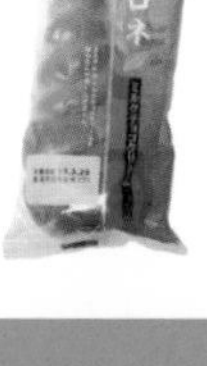

有可能誘發細胞DNA發生突變或染色體異常。這種對細胞DNA造成的不良影響，與癌症的發生息息相關。

過敏體質的人有可能皮膚發疹。

甜麵包（紅豆麵包以外）

甜麵包除了紅豆麵包之外，還有巧克力麵包、果醬麵包、菠蘿麵包等等，只是這些麵包都使用了不少添加物，讓人不太放心。除了使用麵包改良劑與乳化劑，巧克力麵包、果醬麵包之類的產品還會有其他的添加物，整個加起來就會變得非常多。

尤其是山崎麵包的甜麵包，添加物很多，例如【牛奶巧克力奶油海螺麵包】，從海藻糖以下全是添加物，一共有十三種之多。

當中有問題的是防腐劑己二烯酸鉀。這是由己二烯酸與鉀結合而成，會使細胞DNA產生突變，或引發染色體異常。這種對細胞DNA造成的不良影響與癌症的發生息息相關，雖然說

PASCO 有果肉的草莓果醬麵包

（敷島麵包）

不要吃較安心！

添加物多達14種，不要吃較安心。使用巧克力或果醬的麵包，添加物通常比較多，這一點要多注意。

草莓果醬、麵粉、糖類、以牛奶等為主原料的食品、加工油脂、人造奶油、雞蛋、麵包酵母、食鹽、小麥蛋白、大豆粉、凝固劑（增黏多糖類）、乳化劑、酸味劑、香料、修飾澱粉、醋酸鈉、著色劑（紅麴、胡蘿蔔素）、增稠劑（玉米糖膠）、磷酸鈣、麵包改良劑、維他命C、酒精、抗氧化劑（維他命E）、（部分原料含有雞蛋、小麥、奶類、大豆、蘋果）

染色體異常並不一定百分之百致癌，但這種物質最好還是少碰爲妙。

黏稠劑海藻酸丙二醇酯的英文全名爲alginic acid propylene glycol ester。它是將海藻中的一種多糖體海藻酸，利用溶劑等與丙二醇結合而成的物質。過敏體質的人一旦攝取這個成分，有可能造成皮膚發疹。

每家廠商都有推出的菠蘿麵包，是甜麵包當中添加物相對較少的產品。富士麵包的【特製菠蘿麵包】，從乳化劑以下都是添加物，一共有四種。不過，我比較在意的是無法得知乳化劑與香料具體是使用了哪些成分。

神戶屋的【巧克力海螺麵包】添加物也有十一種之多，敷島麵包的【PASCO有果肉的草莓果醬麵包】添加物則多達十四種。

巧克力海螺麵包

（神戶屋）

不要吃較安心！

和【PASCO 有果肉的草莓果醬麵包】相同，含有多達11種之多的添加物，實在讓人不放心。添加物越多就越讓人不安，還是少碰為妙。

巧克力粉糊、麵粉、砂糖、酥油、雞蛋、加工油脂、麵包酵母、食鹽、以牛奶等為主原料的食品、修飾澱粉、山梨醇、乳化劑、甘胺酸、香料、增黏多糖類、pH調整劑、麵包改良劑、維他命B_1、維他命C、偏磷酸鈉、（部分原料含有奶類、雞蛋、小麥、大豆）

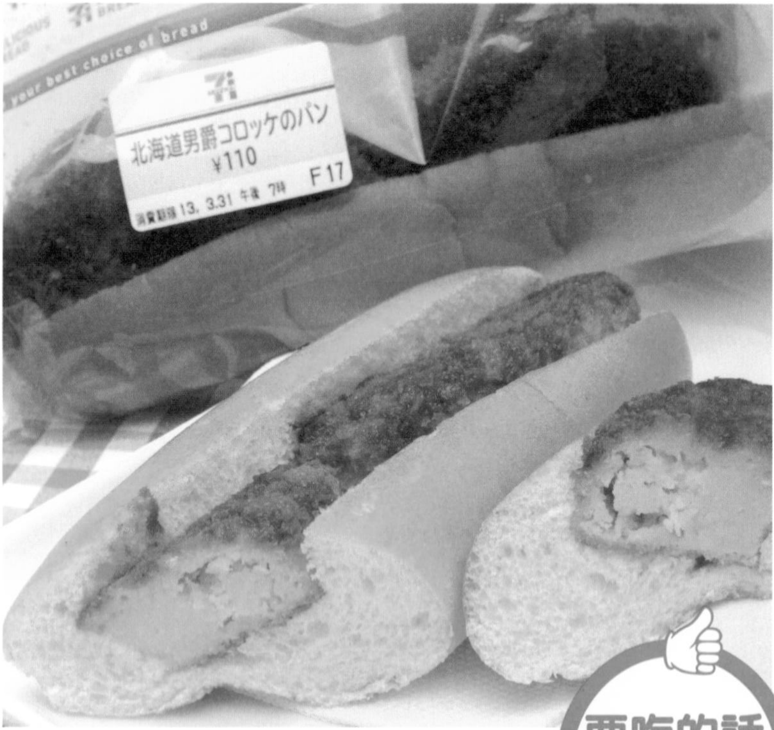

要吃的話
請選這個

北海道男爵可樂餅麵包

（7 PREMIUM）

可樂餅、麵粉、植物油脂、醬汁、製菓用料調製品（砂糖、脫脂奶粉、植物油脂）、酥油、雞蛋、砂糖、麵包酵母、食鹽、以牛奶等為主原料的食品、葡萄糖、修飾澱粉、增稠劑（修飾澱粉、羅望子）、pH調整劑、調味料（胺基酸等）、乳化劑、維他命C、溶菌酶、（部分原料含有牛肉、大豆、蘋果）

沒有使用麵包改良劑，要吃的話請選這個。此外，因為使用了油炸油，對油敏感的人要多注意。

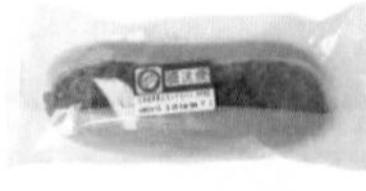

有點餓的時候隨手可得的食品，因此更要確認當中是否有危險的添加物。

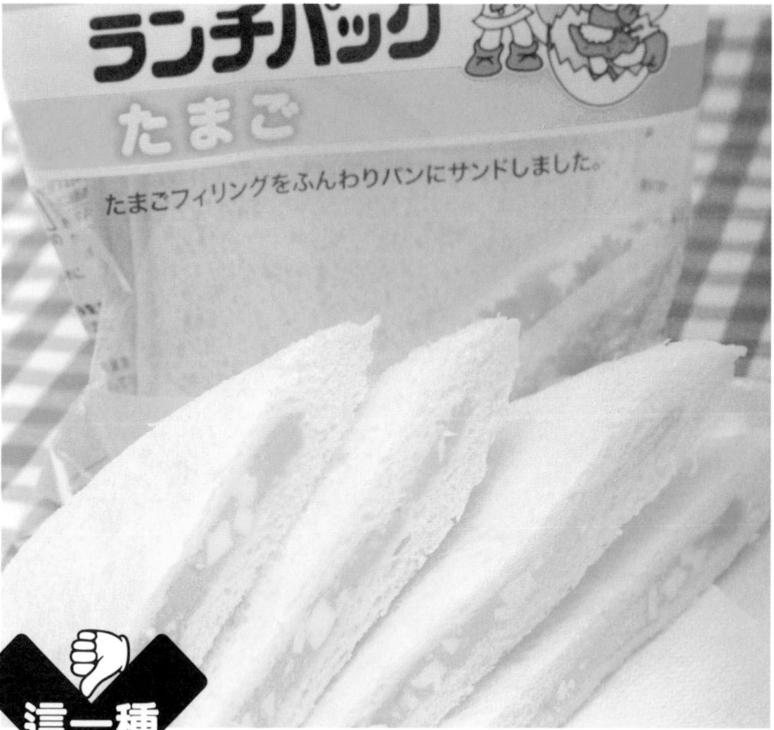

這一種不行

LUNCH PACK 雞蛋三明治（山崎麵包）

添加了具有致癌性的溴酸鉀，因此×。此外，花生、美乃滋鮪魚等口味的【LUNCH PACK】產品也有添加溴酸鉀。

雞蛋餡（雞蛋、沙拉醬、植物油脂、其他）、麵粉、砂糖混合高果糖玉米糖漿、人造奶油、麵包酵母、食鹽、脫脂奶粉、增稠劑（修飾澱粉、增黏多糖類）、醋酸鈉、甘胺酸、乳化劑、調味料（胺基酸等）、pH調整劑、麵包改良劑、β胡蘿蔔素、維他命C、（部分原料含有奶類、雞蛋、小麥、大豆）

作為膨脹劑用。麵包改良劑一共有16種，某幾種還具有強烈毒性。

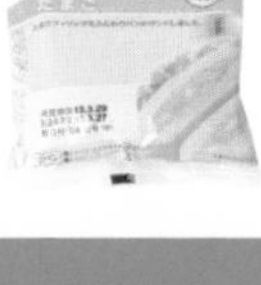

鹹麵包

【LUNCH PACK 雞蛋三明治】的包裝袋上標示著「本產品爲了改善品質、提升風味，因此添加了溴酸鉀。其使用量與殘留量皆符合厚生勞働省所訂定之標準」。也就是說，這個產品和【芳醇】一樣添加了具有致癌性的溴酸鉀，因此也產生了相同的問題。

而【LUNCH PACK】除了雞蛋，還有「花生」「鮪魚美乃滋」等等諸多口味，這些產品也都出現了相同的標示。

一般的鹹麵包都會使用麵包改良劑，不過【北海道男爵可樂餅麵包】倒是沒有添加。但是它不但口感Q彈，吃起來也很有滋味。只是因爲添加了pH調整劑（可以調整鹼性與酸性，大多是使

金城軒 咖哩麵包

（富士麵包）

不要吃較安心！

除了麵包改良劑，還額外添加了許多添加物，讓人非常不放心。尤其是還使用了可能致癌的焦糖色素，一定要小心。

含蔬菜的咖哩牛肉餡、調和粉（麵粉、砂糖、澱粉、其他）、酥油、麵包粉、雞蛋、麵包酵母、加工油脂、小麥蛋白、修飾澱粉、黏稠劑（修飾澱粉、關華豆膠）、膨脹劑、醋酸鈉、乳化劑、調味料（胺基酸等）、著色劑（焦糖色素、婀娜多色素、維他命B_2）、甘胺酸、pH調整劑、甲殼素、麵包改良劑、維他命C、酸味劑、（部分原料含有雞蛋、奶類、小麥、烏賊、牛肉、大豆、雞肉、豬肉、蘋果、果膠）

用酸）等等添加物，多少會刺激牙齦、舌頭，而且嘴巴內會殘留油炸油的味道。

【金城軒 咖哩麵包】與【PASCO 西班牙肉腸丁】當中除了麵包改良劑之外，還使用了許多添加物，尤其是前者，添加了焦糖色素。後者雖然也添加了顯色劑亞硝酸鈉，不過香腸裡也會使用這種添加物。

亞硝酸鈉的急性毒性極強，它會與肉類當中富含的胺產生反應，變化成亞硝胺這種致癌性非常高的物質。因此，香腸裡應該也含有亞硝胺類。

此外，亞硝胺非常容易在酸性環境下形成，甚至在胃內也可以形成。因此，添加了亞硝酸鈉的食品，還是不要吃比較好。

PASCO 西班牙肉腸丁

（敷島麵包）

這個也不行

使用了許多添加物，而且還有亞硝酸鈉，因此NG。它的急性毒性極強，而且會變化成致癌物。

麵粉、香腸、番茄醬、芥末醬、砂糖、酥油、雞蛋、麵包酵母、加工油脂、食鹽、以牛奶等為主原料的食品、小麥蛋白、大豆粉、修飾澱粉、調味料（胺基酸等）、乳化劑、增稠劑（修飾澱粉、增黏多糖類）、磷酸鹽（鈉）、醋酸鈉、麵包改良劑、抗氧化劑（維他命C）、著色劑（薑黃色素）、維他命C、顯色劑（亞硝酸鈉）、（部分原料含有雞蛋、小麥、奶類、大豆、豬肉）

速食麵

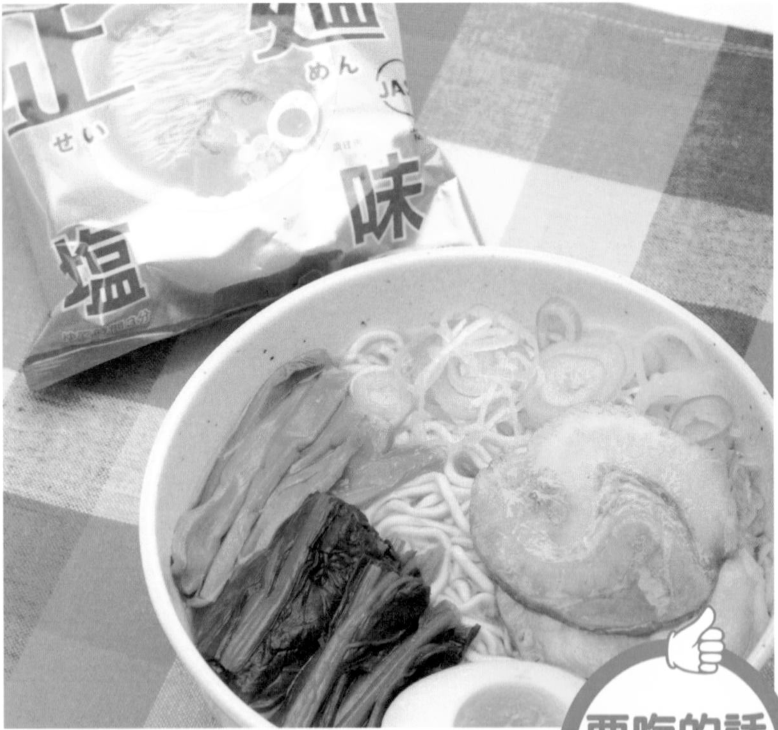

要吃的話
請選這個

Maruchan 正麵 鹽味

（東洋水產）

麵條（麵粉、食鹽、植物油脂、蛋白）、附加調味料（食鹽、雞脂、雞肉萃取物、柴魚萃取物、大豆水解蛋白、砂糖、香辛料、酵母萃取物、植物油、蠔油、蔬菜萃取物、昆布萃取物）、修飾澱粉、調味料（胺基酸等）、海藻糖、酒精、鹼水、碳酸鈣、卵磷脂、抗氧化劑（維他命E）、增黏多糖類、梔子色素、（部分原料含有大豆、明膠）

能夠使拉麵呈現出獨特風味與色澤的添加物。雖然不是毒性特強，但口感不是很好，也有可能造成胸口灼熱感。

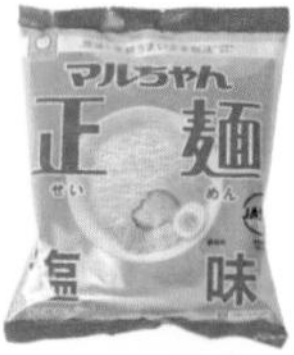

麵條未經過油炸，因此有害的過氧化脂質並不多。而且「鹽味」並未添加焦糖色素，要吃的話請選這個。

要吃的話，請確認麵條是否經過油炸。
同時也要注意添加物的種類及數量。

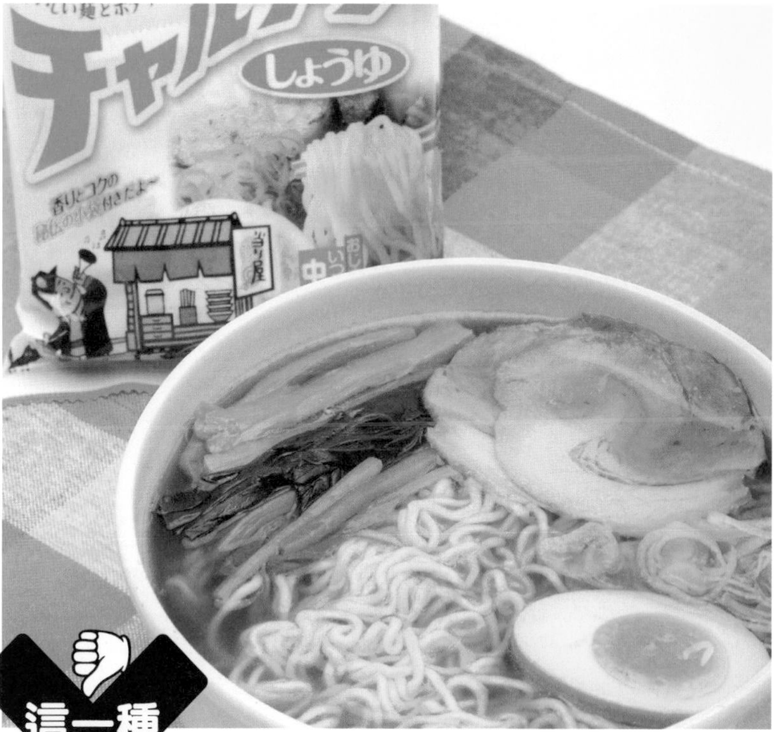

這一種
不行

Charumera 醬油

（明星食品）

麵條經過油炸，因此含有大量的過氧化脂質。此外還添加了含有致癌物質的焦糖色素，因此NG。

油炸麵條（麵粉、植物油脂、食鹽、乳蛋白、大豆水解蛋白、發酵調味料）、湯（食鹽、香味調味料、醬油、貝類萃取物、糖類、香辛料、豬肉萃取物、大豆水解蛋白、酵母萃取物、澱粉、蔥、植物油脂、昆布粉）、修飾澱粉、調味料（胺基酸等）、碳酸鈣、鹼水、焦糖色素、增黏多糖類、酸味劑、抗氧化物（維他命E）、梔子色素、香料、二氧化矽微粒、維他命B_2、維他命B_1、（部分原料含有雞肉、蝦、鯖魚、明膠、雞蛋、鮭魚）

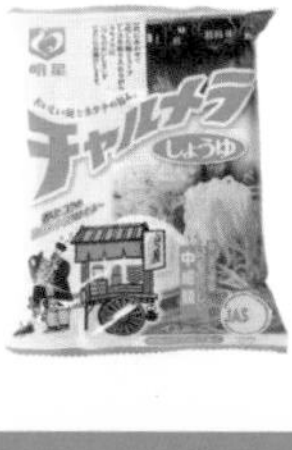

四種當中有兩種具有致癌物質。不過只標示使用了「焦糖色素」，無從得知究竟是添加了哪一種。

速食麵

速食麵的問題首先是添加物非常多。其次是麵條因為經過油炸，油氧化之後會產生過氧化脂質這種有害物質。在添加物與過氧化脂質的雙重作用下，腸胃受到刺激，有些人會產生刺痛、胃悶、胃脹、鈍痛感或者拉肚子等症狀。此外，由於大量添加了L－麩酸鈉，有些人的臉部、肩膀、手臂會出現灼熱感甚至感到心悸。因此，為孩子挑選食品時，一定要選擇較沒有這些問題的產品。

鹼水是為了產生拉麵的獨特風味與色澤的添加物，由碳酸鈉、磷酸鉀等十六種物質當中選擇一種以上混合而成。雖然其中沒有毒性強的物質，但食用以大量鹼水製成的麵條，不但口感不

雞汁拉麵

（日清食品）

不要吃較安心！

添加物相對較少，也不含焦糖色素，但因為麵條經過油炸，還是少吃為妙。

油炸麵條（麵粉、植物油脂、醬油、食鹽、雞肉萃取物、糖類、大豆水解蛋白、香辛料、香味調味料）、修飾澱粉、調味料（胺基酸等）、碳酸鈣、鹼水、增黏多糖類、抗氧化劑（維他命E）、維他命B_2、維他命B_6、（部分原料含有雞蛋、奶類、山藥）

佳，也容易出現胸口灼熱的症狀。

【Maruchan 正麵 鹽味】因爲演員役所廣司的電視廣告而大受歡迎，它的特色是麵條未經過油炸。味道接近生麵條，過氧化脂質的含量也不多。系列產品中的【鹽味】並未添加焦糖色素，讓人多少放心一些。不過要注意，【醬油口味】可是有添加了焦糖色素！

至於【Charumera 醬油】的麵條不但經過油炸，還使用了多達十三種添加物，甚至還添加了焦糖色素，因此×。

【雞汁拉麵】的麵條也有經過油炸，但添加物比較少，而且也未使用焦糖色素。

【札幌一番 鹽味拉麵】也是油炸麵條。添加物比【雞汁拉麵】還多，但也沒有使用焦糖色素。

札幌一番 鹽味拉麵

（SANYO 食品）

不要吃較安心！

雖然不含焦糖色素，但添加物多達10種以上，安全性介於【Charumera 醬油】與【雞汁拉麵】之間。

油炸麵條（麵粉、豬油、澱粉、植物油脂、食鹽、山藥粉）、食鹽、芝麻、蔬菜萃取物、香辛料、糖類、雞肉萃取物、豬肉萃取物、蔥、植物油脂、鰹魚萃取物、發酵調味料、大豆水解蛋白、調味料（胺基酸等）、碳酸鈣、鹼水、抗氧化劑（維他命E）、酸味劑、香料、梔子色素、增黏多糖類、維他命B_2、維他命B_1、（部分原料含有奶類、大豆）

杯裝泡麵

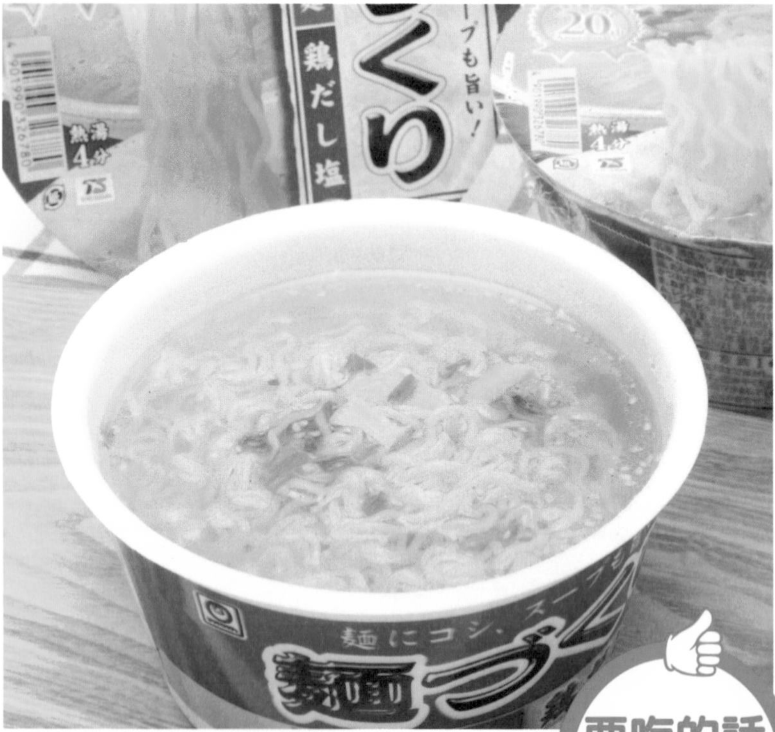

要吃的話
請選這個

麵 Tsukuri 雞湯鹽味

（東洋水產）

麵條（麵粉、食鹽、雞蛋粉、大豆水解蛋白）、附加調味料（豬油、雞肉萃取物、食鹽、植物油、醬油、大豆水解蛋白、芝麻、蔬菜粉、麥芽糊精、香辛料、砂糖、柴魚萃取物、昆布萃取物、酵母萃取物）、配料（青江菜、筍乾、蔥）、修飾澱粉、調味料（胺基酸等）、鹼水、碳酸鈣、卵磷脂、酒精、香料、梔子色素、抗氧化劑（維他命E）、維他命B_2、（部分原料含有奶類、豬肉、明膠）

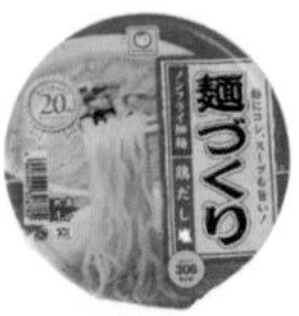

麵條未經油炸，過氧化脂質含量不多，加上添加物的數量相對較少，而且沒有使用焦糖色素，要吃的話請選這個。

明知道對身體健康無益，但有時候就是想吃。哪一個才是能讓人稍微放心的產品呢？

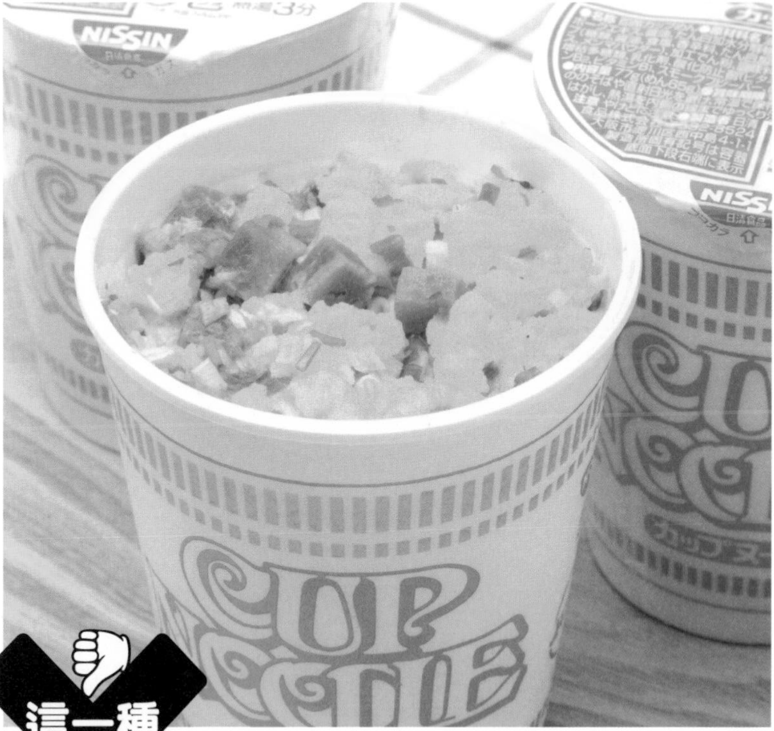

這一種不行

CUP NOODLE

（日清食品）

油炸麵條容易形成過氧化脂質，使用的添加物多達15種，尤其是還添加了焦糖色素，因此NG。

油炸麵條（麵粉、植物油脂、食鹽、雞肉萃取物、豬肉萃取物、醬油、大豆水解蛋白）、配料（調味豬肉、調味雞蛋、調味蝦仁、蔥）、湯頭（糖類、醬油、食鹽、香辛料、大豆水解蛋白、香味調味料、雞肉萃取物、豬肉萃取物、筍乾粉）、修飾澱粉、調味料（胺基酸等）、碳酸鈣、鹼水、焦糖色素、增黏多糖類、乳化劑、抗氧化劑（維他命E）、β胡蘿蔔素、香辛料萃取物、維他命B_1、維他命B_2、煙燻香料、酸味劑、香料、（部分原料含有奶類）

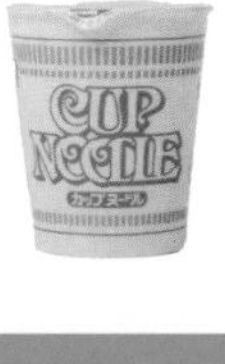

四種當中有兩種具有致癌物質。不過只標示使用了「焦糖色素」，無從得知究竟是添加了哪一種，讓人無法放心。

杯裝泡麵

有不少媽媽都很想知道「到底哪種杯裝泡麵可以放心地讓孩子吃？」我也經常想著這個問題，這次特地四處去找，但幾乎可以說沒有這種東西呀。當中還算ＯＫ的就是【麵Tsukuri 雞湯鹽味】，因爲它的麵條沒有經過油炸，因此有害的過氧化脂質含量較少。而且不含焦糖色素，添加物爲十一種，在杯麵產品當中算少的。試吃看看，可能是因爲非油炸麵條，沒有油炸麵特有的油臭味，湯汁也比較清爽。

但它還是有個問題，就是使用發泡苯乙烯作爲容器，一旦注入熱水，雖然微量，但還是會溶化出可能致癌的苯乙烯。因此食用時最好把食材放進耐熱容器內，再注入熱水。

日清拉王 豬背脂濃厚醬油

（日清食品）

當中的添加物數量不少，尤其是使用了焦糖色素，讓人非常不放心。
為了孩子的健康，還是不吃比較好。

麵條（麵粉、食鹽、植物油脂、大豆膳食纖維、雞肉萃取物、雞蛋粉）、高湯（動物油脂（豬、雞）、雞肉萃取物、醬油、豬肉萃取物、大豆水解蛋白、蔬菜調味油、魚貝類萃取物、糖類、香味調味料、香辛料、昆布萃取物、香菇萃取物、食鹽、沙丁魚粉、香油、植物油脂）、配料（叉燒、豆芽菜、蔥）、修飾澱粉、調味料（胺基酸等）、增黏多糖類、鹼水、酒精、碳酸鈣、焦糖色素、海藻糖、乳化劑、香料、pH調整劑、β胡蘿蔔素、抗氧化劑（維他命E）、乳酸鈣、香辛料萃取物、維他命B_2、維他命B_1、（部分原料含有奶類、鯖魚、明膠）

【CUP NOODLE】使用的是紙容器，雖然沒有苯乙烯的問題，但因爲是油炸麵條，帶有明顯的油臭味，應該也含有較多的過氧化脂質。

此外它的添加物多達十五種，而且還含有焦糖色素。我試吃了好幾次，每次胃都有種刺激感，從肩膀到手臂也都出現灼熱感。吃完之後，房間裡總散發著一股令人不舒服的味道。我非常驚訝自己「竟然吃了這種味道的東西」。那種氣味眞的很令人不快。而氣味不佳的食物，基本上對身體也沒什麼好處。

其他杯麵的狀況也大同小異。總之，比較好的做法就是盡量避免讓孩子吃杯麵。

SUPER CUP 熟成味噌

（Acecook）

這個也不行

和【CUP NOODLE】一樣，麵條經過油炸，使用的添加物種類多（還包括了焦糖色素），所以這個東西不能吃。

油炸麵條（麵粉、植物油脂、食鹽、砂糖、醬油、大蒜萃取物、洋蔥萃取物）、高湯（味噌、豬油、雞．豬萃取物、食鹽、植物油脂、魚貝類萃取物、酵母萃取物、大豆水解蛋白、薑泥）、配料（高麗菜、玉米、雞．豬調味肉末、蔥、辣椒）、修飾澱粉、調味料（胺基酸等）、山梨醇、碳酸鈣、焦糖色素、香料、鹼水、酒精、β 胡蘿蔔素、抗氧化劑（維他命E）、香辛料萃取物、維他命 B_2、維他命 B_1、（部分原料含有雞蛋、奶類、牛肉）

杯裝速食烏龍麵．蕎麥麵

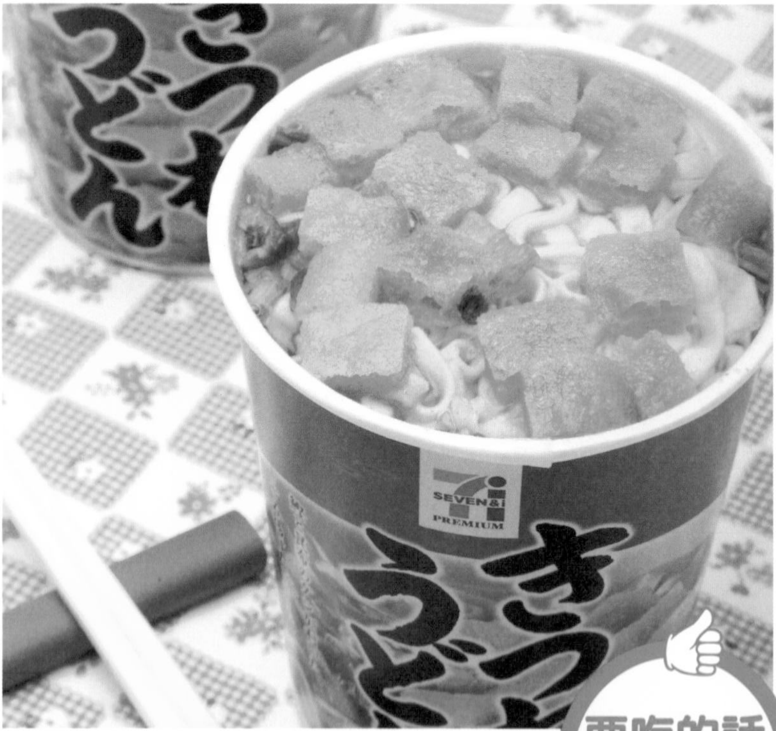

要吃的話
請選這個

豆皮烏龍麵

（7 PREMIUM）

油炸麵條（麵粉、植物油脂、食鹽、乾燥酵母、植物性蛋白）、附加調味料（食鹽、糖類、魚貝類萃取物、醬油、植物油脂、香菇萃取物、昆布萃取物、香辛料）、配料（調味油豆腐、蔥）、修飾澱粉、調味料（胺基酸等）、磷酸鹽（鈉）、碳酸鈣、焦糖色素、卵磷脂、抗氧化劑（維他命E）、增黏多糖類、香料、維他命B_2、維他命B_1、香辛料萃取物、（部分原料含有鯖魚、豬肉）

使用的是紙容器，要吃的話請選這個。（雖然只有微量，但發泡苯乙烯容器會溶出致癌物。）

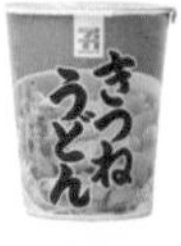

其中完全沒有可推薦的商品。但一定要吃的話該怎麼挑選呢？

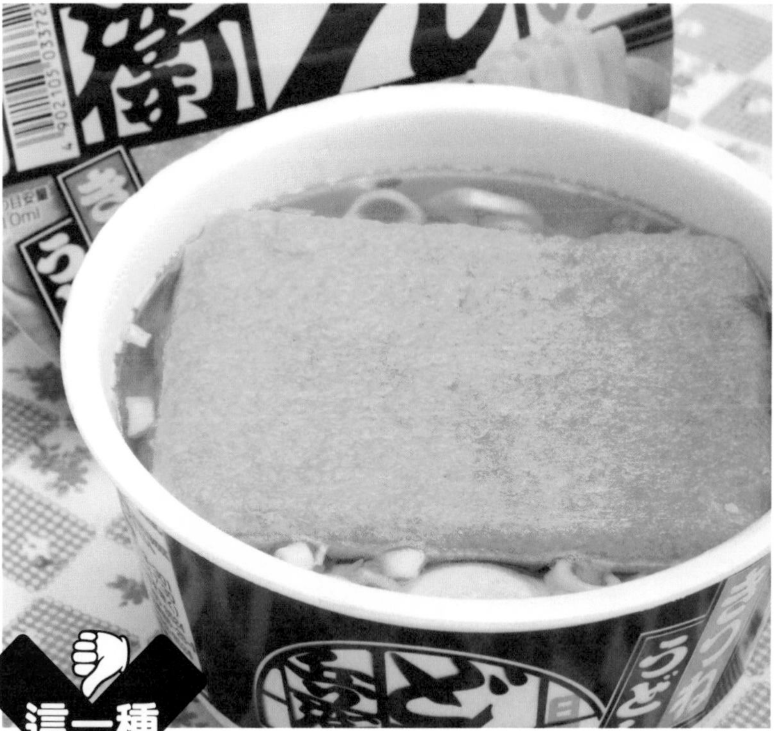

DON 兵衛 豆皮烏龍麵

（日清食品）

與其他產品一樣都使用了油炸麵條，多達16種的添加物當中包含了磷酸鹽（鈉）與焦糖色素，千萬不要吃。

油炸麵條（麵粉、植物油脂、食鹽、植物性蛋白、大豆膳食纖維）、配料（調味油豆腐、魚板）、高湯（食鹽、醬油、糖類、柴魚粉、魚貝類萃取物、蔥、香辛料、昆布萃取物、魚貝類調味油、香油）、修飾澱粉、調味料（胺基酸等）、增黏多糖類、磷酸鹽（鈉）、碳酸鈣、焦糖色素、pH調整劑、酸味劑、乳化劑、抗氧化劑（維他命E）、香料、紅椒色素、梔子色素、維他命B_2、紅麴色素、維他命B_1、（部分原料含有奶類、鯖魚、明膠）

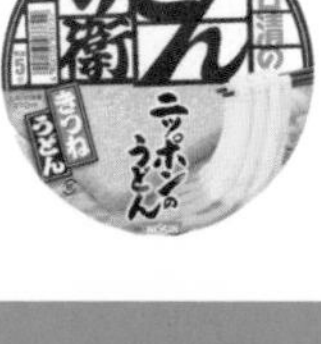

根據動物實驗，會傷害腎臟。此外，大量攝取將會使血液中的鈣質減少，造成骨質疏鬆。

杯裝速食烏龍麵・蕎麥麵

所有產品的麵條都經過油炸，再加上油豆腐或天婦羅這種油炸過的配料，過氧化脂質的含量想必非常高，對油特別敏感的人要多注意。尤其是曾經有過吃了市面上販售的油豆腐或天婦羅結果肚子痛或拉肚子的案例，最好是不要吃。

此外，這些產品和杯裝泡麵一樣，都使用了大量的添加物。【DON兵衛 豆皮烏龍麵】從修飾澱粉之後全都是添加物，一共有十六種之多，當中還包含了焦糖色素。

磷酸鹽（鈉）是簡稱，實際上是指多磷酸鈉或焦磷酸鈉。

在連續二十四週餵食大鼠含有百分之三多磷酸鈉餌食的實驗中，出現了腎結石。至於在連續十六週餵食大鼠含有百分之一焦

紅色豆皮烏龍麵

（東洋水產）

這個也不行

和其他產品相同，都添加了磷酸鹽（鈉）、焦糖色素，而且還是油炸麵條，千萬不要吃（添加物總共有12種）。

油炸麵條（麵粉、植物油脂、澱粉、食鹽、植物性蛋白、蛋白）、配料（調味油豆腐、雞蛋、魚板）、附加調味料（食鹽、醬油、魚貝類萃取物、大豆水解蛋白、昆布粉、香辛料、蔥、砂糖、植物油）、修飾澱粉、調味料（胺基酸等）、磷酸鹽（鈉）、碳酸鈣、焦糖色素、卵磷脂、增黏多糖類、抗氧化劑（維他命E）、紅麴色素、維他命B_2、維他命B_1、β胡蘿蔔素、（部分原料含有奶類、鯖魚、明膠）

磷酸鈉餌食的實驗中，則出現了腎臟受損（鈣化、變性、壞死）的症狀。

此外，攝取過量的磷酸鹽會造成血液中的鈣含量降低，有可能導致骨骼疏鬆，最好避免吃太多。

而【豆皮烏龍麵】從修飾澱粉之後全都是添加物，一共有十二種，也包含了焦糖色素及磷酸鹽（鈉）。不過，相較於其他三種商品的容器使用了發泡苯乙烯，這個商品採用的是紙容器。

【綠色炸天婦羅蕎麥麵】從修飾澱粉之後都是添加物，一共有十四種，有使用焦糖色素與磷酸鹽（鈉）。

【紅色豆皮烏龍麵】從修飾澱粉之後都是添加物，一共有十二種，同樣也添加了焦糖色素與磷酸鹽（鈉）。

綠色炸天婦羅蕎麥麵

（東洋水產）

這個也不行

當中同樣添加了磷酸鹽（鈉）與焦糖色素，也使用油炸麵條（添加物總共有14種）。為了孩子的健康著想，千萬不要吃。

油炸麵條（麵粉、蕎麥粉、植物油脂、食鹽、植物性蛋白、山藥泥、蛋白）、配料（蝦米天婦羅、魚板）、附加調味料（砂糖、食鹽、醬油、魚貝類萃取物、大豆水解蛋白、香辛料、蔥、植物油）、修飾澱粉、調味料（胺基酸等）、磷酸鹽（鈉）、碳酸鈣、焦糖色素、增黏多糖類、抗氧化劑（維他命E）、梔子色素、紅麴色素、香料、維他命B_2、維他命B_1、β胡蘿蔔素、香辛料萃取物、（部分原料含有奶類、豬肉、明膠）

碗裝速食炒麵

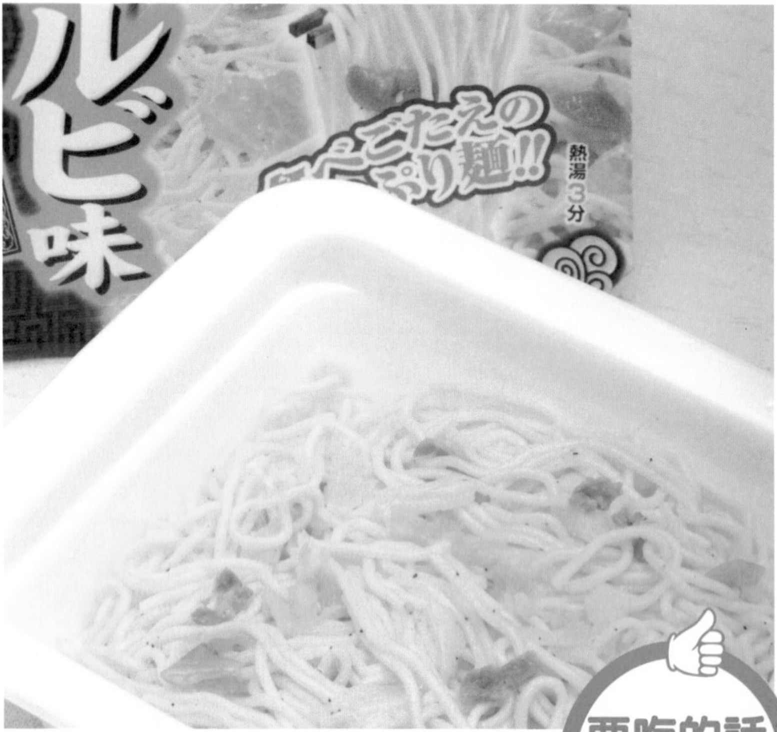

要吃的話
請選這個

札幌一番 鹽烤豬肉味炒麵（SANYO 食品）

油炸麵條（麵粉、植物油脂、食鹽、植物蛋白、雞蛋粉）、調味醬（植物油脂、糖類、食鹽、香辛料、雞肉萃取物、芝麻、豬肉萃取物、檸檬粉、蔬菜粉）、配料（高麗菜、調味牛肉）、調味料（胺基酸等）、碳酸鈣、鹼水、香料、梔子色素、酸味劑、抗氧化劑（維他命E）、維他命B_2、維他命B_1、（部分原料含有奶類、大豆）

在動物實驗中，出現了肝臟出血、肝細胞壞死等症狀。不過這是在大量餵食實驗下的結果。食品當中的添加量通常極少，但會有多大的影響並不清楚。

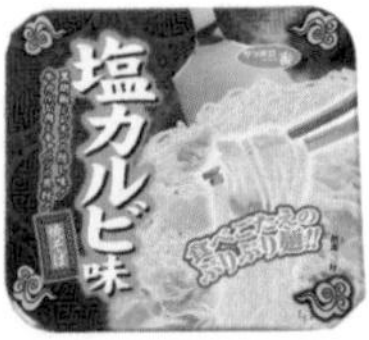

雖然使用了許多添加物，但不像其他產品添加了焦糖色素，要吃的話請選這個。但還是不推薦啦。

好吃得令人上癮，
但實在很不健康……原因是？

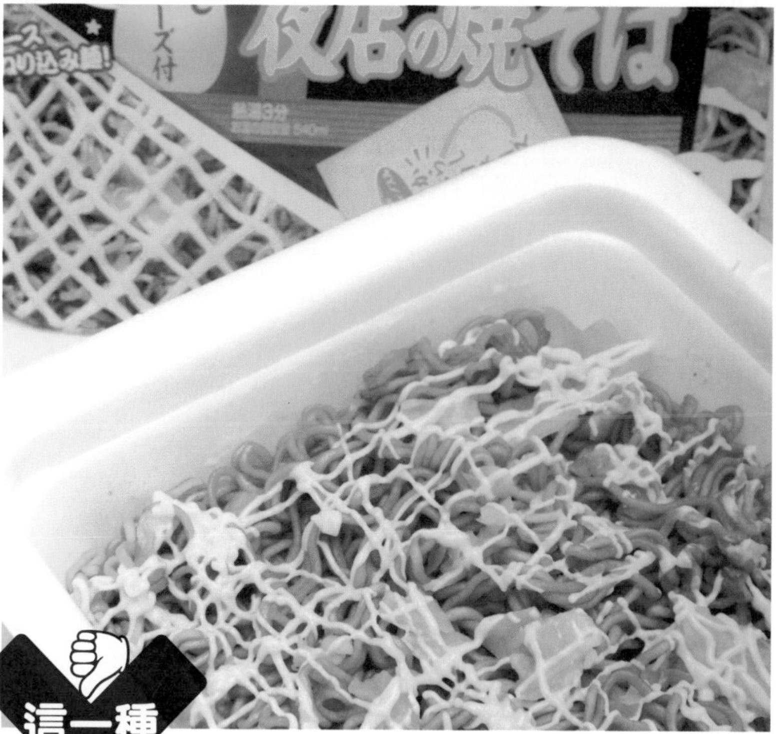

這一種 不行

一平夜店炒麵

（明星食品）

使用的是油炸麵條，因此含有大量的過氧化脂質。此外還添加了焦糖色素等許多添加物，當然NG。

油炸麵條（麵粉、植物油脂、食鹽、醬汁、糖類）、調味醬（醬汁、明太子美乃滋、糖類、香油、大豆水解蛋白、食鹽、豬．雞萃取物、香味調味料、酵母萃取物、釀造醋）、配料（高麗菜、美乃滋風味調味粉片、香辛料、石箏、調味粉片）、焦糖色素、調味料（胺基酸等）、碳酸鈣、鹼水、香辛料萃取物、香料、修飾澱粉、酸味劑、乳化劑、海藻糖、抗氧化劑（維他命E）、梔子色素、增稠劑（玉米糖膠）、維他命B_2、維他命B_1、（部分原料含有大豆、蘋果、奶類、橘子、蝦子、鮭魚、鯖魚、明膠）

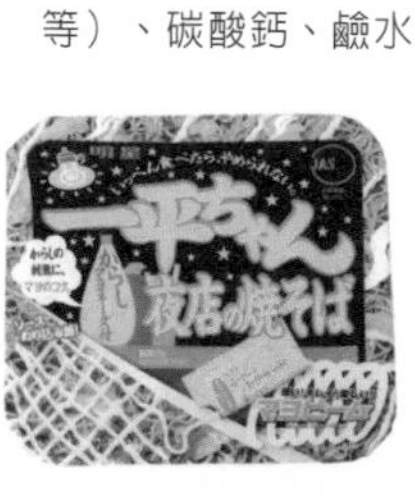

碗裝速食炒麵

走進超市或便利商店，總是可以看到琳琅滿目的杯麵、杯裝烏龍泡麵或碗裝炒麵等等速食麵，但卻沒有任何值得推薦的產品。因爲它們全都使用油炸麵條，添加物也非常多。而且碗裝炒麵大多是調味醬口味，爲了讓顏色看起來濃厚，因此添加了焦糖色素。

其中，【札幌一番 鹽烤豬肉味炒麵】可能因爲是鹽味的關係，沒有添加焦糖色素，比其他三種產品稍微好一些些。

至於【札幌一番 鹽烤豬肉味炒麵】當中的梔子色素，乃是萃取自梔子果實的黃色色素，自古經常作爲栗子的著色劑。不過，在讓大鼠經口投予每一公斤〇・八～五公克梔子色素的實驗

PEYANGU 醬味炒麵

（MARUKA 食品）

這個也不行

這個也不能吃。使用了大量添加物、當中還包含焦糖色素的產品，最好能免則免。

油炸麵條（麵粉、豬油、植物油脂、食鹽、醬油、香辛料）、烏斯特黑醋醬、高麗菜、糖類、大豆水解蛋白、雞絞肉、食鹽、香油、芝麻、香辛料、紅生薑、石簟、牛肉萃取物、焦糖色素、調味料（胺基酸等）、增稠劑（關華豆膠）、酸味劑、鹼水、抗氧化劑（維他命E）、香辛料萃取物、維他命B_2、紫蘇色素、甜味劑（甘草）、（部分原料含有大豆、牛肉、豬肉、蘋果）

中，出現了腹瀉、肝臟出血、肝細胞壞死等症狀。實驗中所餵食的分量較多，食品大多只添加極少量，但也沒人知道究竟會有多大的影響。不過這個實驗數據還是令我十分在意。【一平夜店炒麵】當中也有添加梔子色素。

【PEYANGU 醬味炒麵】中所添加的增稠劑關華豆膠，是一種取自豆科關華豆種子的多糖類。在連續九十一天餵食大鼠含有百分之一～十五關華豆膠餌食的實驗中，可以見到大鼠體重嚴重增加，腎臟重量及血糖值都稍微減少了。

此外，之前也曾經提過，以發泡苯乙烯做成的容器一旦注入熱水，會溶化出ppb（表示十億分之一濃度的單位）等級的致癌物苯乙烯。【PEYANGU 醬味炒麵】採用的是聚丙烯材質的容器，不會溶出苯乙烯，其他的商品則全都使用以發泡苯乙烯做成的容器。

傳統醬味炒麵

（東洋水產）

這個也不行

和其他商品相同，使用了油炸麵條，還有好幾種添加物，因此NG。
特別要注意焦糖色素，它是用來讓醬汁看起來更濃厚。

油炸麵條（麵粉、植物油脂、精製豬油、食鹽、醬油、香辛料、蔬菜粉、蛋白）、附加調味料（砂糖、植物油、醬汁、食鹽、酵母萃取物、香辛料、醬油、豬肉萃取物、魚露、麥芽糊精、石蓴、紅生薑）、配料（高麗菜）、修飾澱粉、海藻糖、調味料（胺基酸等）、焦糖色素、碳酸鈣、香料、鹼水、酒精、抗氧化劑（維他命E）、增黏多糖類、維他命B_2、維他命B_1、香辛料萃取物、（部分原料含有奶類、蘋果）

早餐穀片

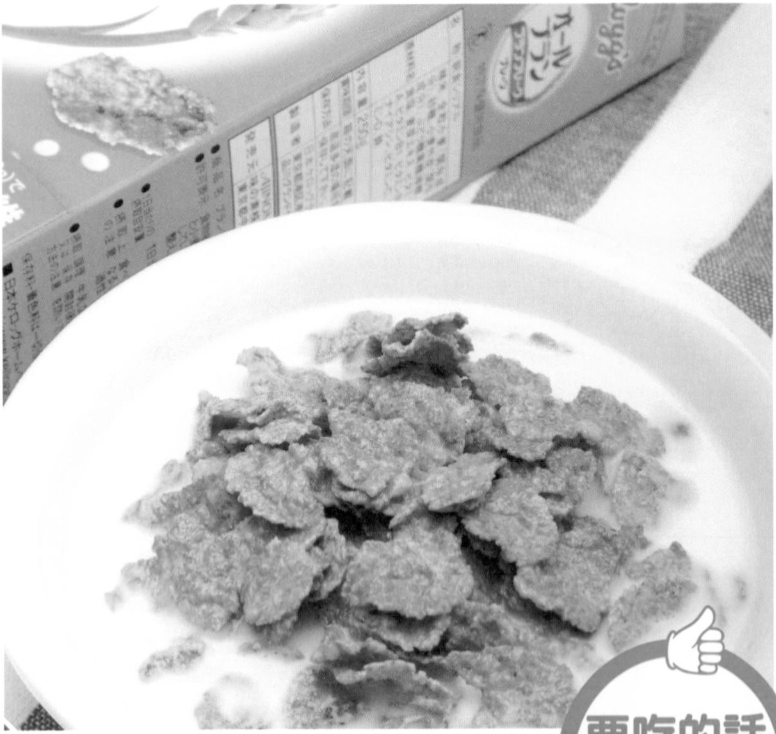

要吃的話
請選這個

家樂氏 All Bran 麥麩片 原味（日本家樂氏有限公司）

精米、全粒小麥（保健機能成分）、砂糖、麥麩（保健機能成分）、高果糖玉米糖漿、食鹽、麥芽萃取物、維他命A、維他命B_1、維他命B_2、菸鹼酸、維他命C、維他命D、鐵

除了營養強化劑之外沒有其他添加物，含有各種維他命以及豐富的膳食纖維。這才是能夠大力推薦給媽媽們的商品。

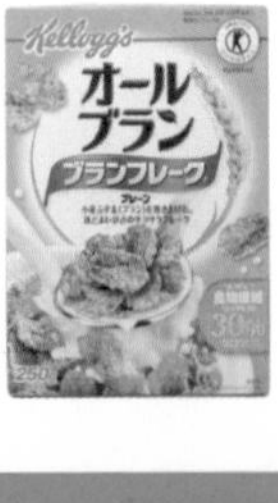

只要是早餐穀片，一定有益健康！
你是不是也是這麼想？

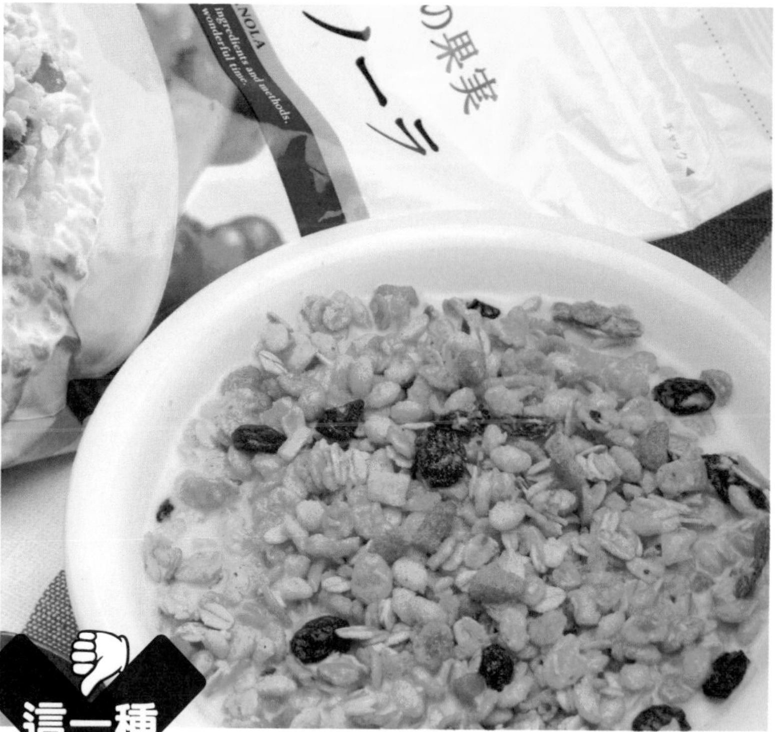

這一種 不行

蔬菜脆麥片

（7 PREMIUM）

乍見之下很健康，看看內容物竟發現有好幾種添加物，尤其是使用了漂白劑亞硫酸鹽，千萬不能吃。

玉米（非基因改造）、砂糖、燕麥、果乾（葡萄、木瓜）、聚糊精、椰子、小麥粉、蔬菜乾（南瓜、紅蘿蔔、菠菜、番茄）、酥油、食鹽、乳糖、植物油脂、糙米粉、寡糖、麥芽糖漿、麥芽萃取物、麥芽糖、玉米粉、麥芽糊精、甘油、碳酸鈣、山梨醇、維他命C、酸味劑、抗氧化劑（維他命E、迷迭香萃取物）、焦磷酸鐵、香料、著色劑（紅椒色素、紅麴）、乳化劑、凝固劑（結蘭膠）、菸鹼酸、增黏多糖類、維他命B_6、泛酸鈣、維他命B_1、漂白劑（亞硫酸鹽）、維他命A、維他命B_2、葉酸、維他命B_{12}、（部分原料含有大豆）

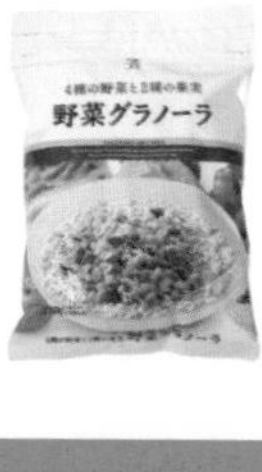

早餐穀片

【家樂氏 All Bran 麥麩片 原味】是相當不錯的早餐穀片。除了維他命A、鐵等各種營養強化劑之外，沒有使用任何添加物，含有各種維他命以及豐富的膳食纖維，因此也獲得能夠調整腸胃狀況的特定保健用食品認證，包裝盒上就印著「以含有豐富膳食纖維的全粒小麥與麥麩爲原料，因此能夠調整腸胃，促進排便順暢」的標示。

【蔬菜脆麥片】則是使用果乾與蔬菜乾，乍看之下似乎很不錯，問題是它添加了漂白劑亞硫酸鹽。亞硫酸鹽是簡稱，實際上它有可能是亞硫酸鈉、次亞硫酸鈉、偏亞硫酸鉀、偏亞硫酸鈉或二氧化硫。亞硫酸鈉的毒性極強，人類只要服下四公克就會中

玉米片 原味

（AEON TOPVALU）

勉強OK！

能夠讓油與水更容易混合的乳化劑是令人不放心的問題點。由於只標示概稱，無法得知具體使用了什麼成分。

粗玉米粉、砂糖、食鹽、麥芽萃取物、麥芽糖漿、維他命C、碳酸鈣、焦磷酸鐵、乳化劑、菸鹼酸、抗氧化劑（維他命E）、維他命A、維他命B_1、維他命B_2

毒。而且亞硫酸鹽會造成缺乏維他命B_1，導致發育不良。它溶入水中之後會形成亞硫酸，有可能刺激腸胃黏膜。

AEON TOPVALU的【玉米片 原味】與日本家樂氏有限公司的【家樂氏 玉米片】，可以說就是一般的早餐穀片。

粗玉米粉是將玉米的胚芽削去之後的部分，並未含有外皮。添加物幾乎都是維他命類、鐵等營養強化劑，這些都沒有安全上的問題。

令人不放心的地方是使用了乳化劑甚至是酸味劑。乳化劑能夠讓油與水更容易混合，通常不會使用高危險性的東西。不過因爲沒有明確標示出使用了什麼成分，還是讓人有點不安。

家樂氏 玉米片

（日本家樂氏有限公司）

勉強OK！

令人擔心的部分是添加了乳化劑與酸味劑。一般都會使用安全性較高的成分，但從標示無法得知具體的添加成分是什麼。

粗玉米粉（非基因改造）、砂糖、麥芽萃取物、食鹽、高果糖玉米糖漿、維他命C、維他命E、乳化劑、菸鹼酸、維他命A、鐵、維他命D、維他命B_2、酸味劑、維他命B_1、（部分原料含有大豆）

火腿

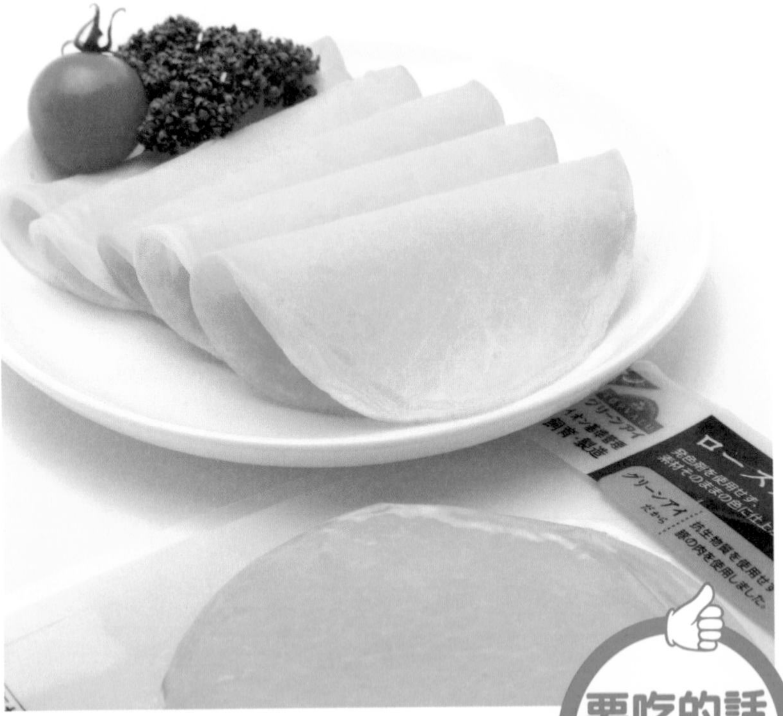

要吃的話請選這個

切片里肌肉

（AEON TOPVALU GreenEye）

豬里肌肉（美國）、乳蛋白、糖類（水飴、砂糖）、食鹽、大豆水解蛋白（含有奶類、豬肉）、酵母萃取物、香辛料、卵殼鈣、香辛料萃取物

取自蛋殼的鈣質，沒有安全上的問題。

萃取自胡椒、大蒜等香辛料，沒有安全上的問題。

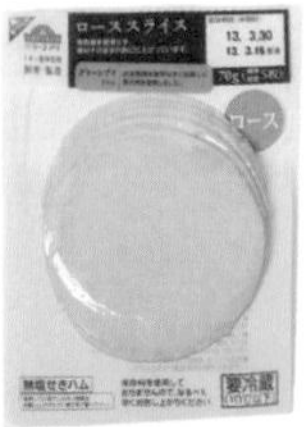

沒有添加顯色劑，因此○。使用的添加物沒有安全上的問題，可以放心讓孩子食用。要吃的話請選這個。

可以用於各種料理的便利食品。
孩子們愛吃，當然就更該嚴格把關。

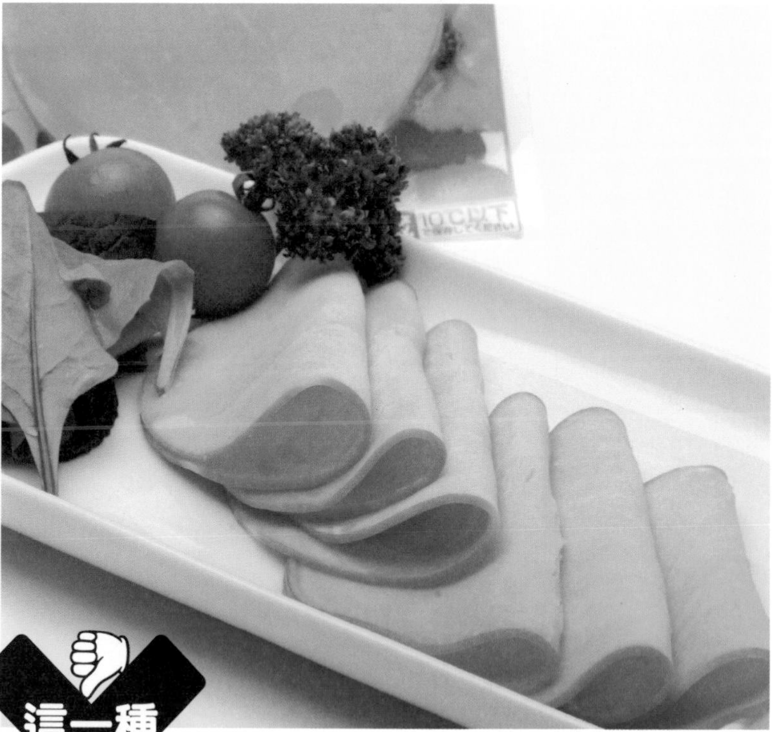

里肌火腿肉

（丸大食品）

添加了能夠長時間維持粉紅色澤的顯色劑亞硝酸鈉，因此千萬不要吃。因為它有可能會產生致癌物。

豬里肌肉、還原水飴、雞蛋白、植物性蛋白、食鹽、豬肉高湯、昆布萃取物、大豆水解蛋白、磷酸鹽（鈉）、調味料（胺基酸等）、增黏多糖類、抗氧化劑（維他命E）、顯色劑（亞硝酸鈉）、胭脂紅色素、香辛料萃取物、（部分原料含有奶類、大豆）

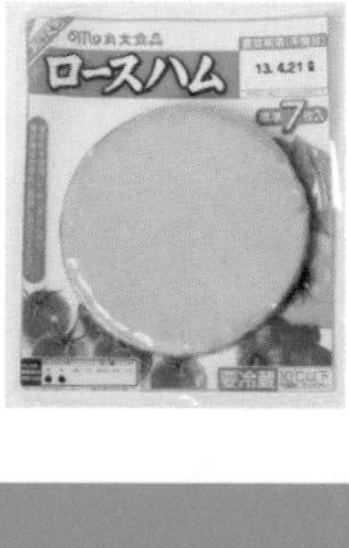

會與肉類當中的胺產生反應，形成有致癌性的亞硝胺。

火腿

炒菜或煮義大利麵、做便當菜時經常會使用到火腿，但絕大部分的商品其實都不值得推薦。

因爲它們大多添加了高危險性的顯色劑——亞硝酸鈉。火腿的原料豬肉當中含有肌肉色素——肌紅素以及血色素——血紅素。雖然它們都是紅色，但會隨著時間氧化變黑。因此火腿的顏色會變得接近褐色，看起來就「沒那麼好吃」。於是商人便添加亞硝酸鈉，讓它與肌紅素及血紅素產生反應、避免氧化，使肉維持著美麗的粉紅色澤。

只是，亞硝酸鈉會與肉類當中的胺產生反應，這就成了大問題。因爲反應之後會產生亞硝胺類的物質，這是一種致癌物。

GREEN MARK 無鹽去骨切片火腿

（信州火腿）

這個也OK!

和AEON TOPVALU GreenEye的【切片里肌肉】一樣，是非常安全的食品。沒有添加亞硝酸鈉等令人擔心的添加物。

豬腿肉、乳蛋白、糖類（水飴粉、砂糖）、食鹽、大豆水解蛋白、酵母萃取物、香辛料、卵殼鈣、香辛料萃取物

亞硝胺類已知有十種以上，經過動物實驗，確認每一種都具有致癌性。尤其是最具代表性的N－亞硝二甲胺，在水中混入極微量的百分之○．○○○一～○．○○○五N－亞硝二甲胺、長時間餵食大鼠飲用的實驗中，發現肝臟與腎臟都產生了癌症。

因此，添加了亞硝酸鈉的火腿極有可能生成亞硝胺類。實際上，熟食肉製品經常被檢驗出含有亞硝胺類（《致癌物質事典》泉邦彥．著，合同出版．發行）。

此外，目前已知亞硝胺類在酸性環境下特別容易形成，因此它很容易出現在胃當中。

而AEON TOPVALU GreenEye與信州火腿的製品都沒有添加亞硝酸鈉，因此沒有這種安全上的顧慮。

早晨 Fresh New 里肌火腿

（伊藤火腿）

含有亞硝酸鈉，因此不能吃。有可能產生致癌物，尤其是孩子，千萬不要讓他們吃這種東西。

豬里肌肉、糖類（水飴、砂糖）、雞蛋白、植物性蛋白、食鹽、乳蛋白、豬肉萃取物、調味料（有機酸等）、磷酸鹽（鈉）、增黏多糖類、酪蛋白酸鈉、抗氧化劑（維他命C）、顯色劑（亞硝酸鈉）、胭脂紅色素、香辛料、（部分原料含有大豆）

維也納香腸

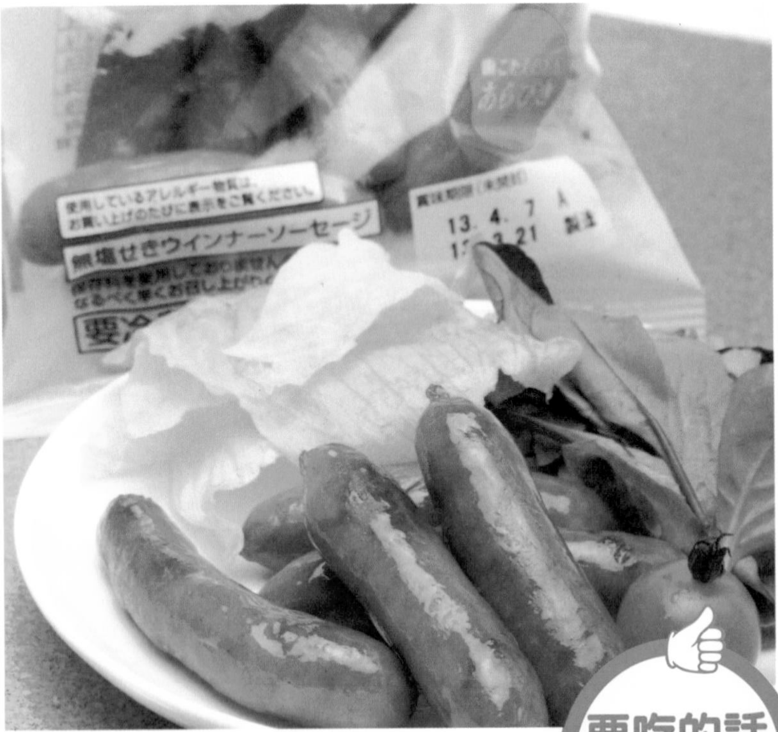

要吃的話
請選這個

豬絞肉香腸

（AEON TOPVALU GreenEye）

豬肉（美國）、豬脂肪、糖類（水飴粉、麥芽糖水飴、砂糖）、黏著材料（澱粉、大豆蛋白）、還原水飴、食鹽、柴魚片萃取物、香辛料、洋蔥萃取物、蘑菇萃取物、酵母萃取物、大豆水解蛋白（含有豬肉）、貝殼鈣

不含可能致癌的亞硝酸鈉，也沒有其他高危險性的添加物，要吃的話請選這個。

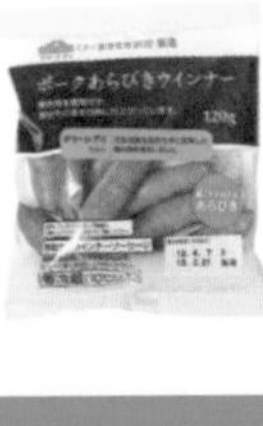

加工食品・調味料

帶便當一定要有的維也納香腸。
沒想到色澤令人食指大動的產品竟然要特別注意?!

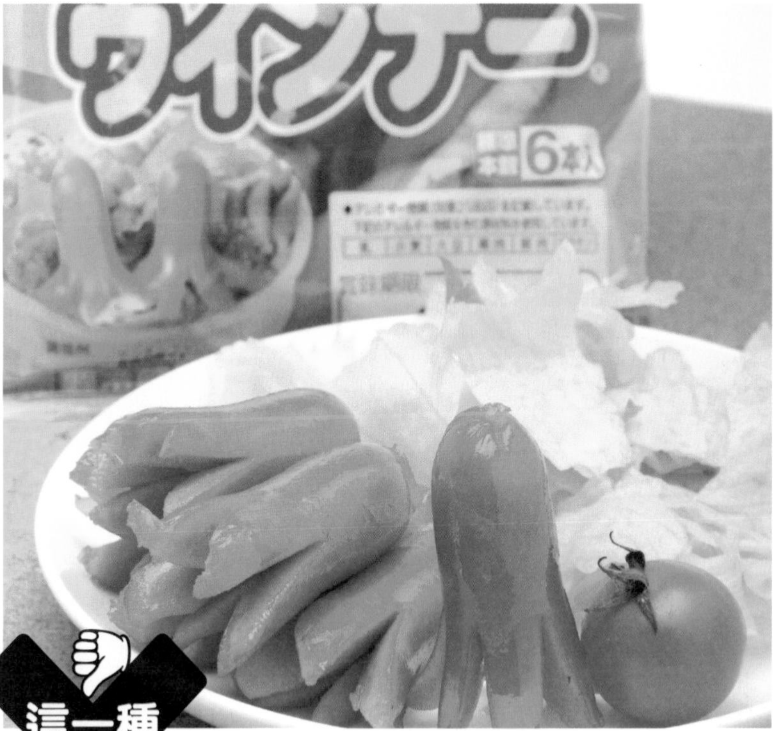

這一種不行

章魚先生香腸

（PRIMA 火腿）

不僅是顯色劑亞硝酸鈉，還使用了焦油色素紅色102號與紅色3號、防腐劑己二烯酸鉀等等許多高危險性的添加物，因此NG。

豬肉、雞肉、黏著材料［明膠（含有豬肉）、大豆蛋白］、還原水飴、食鹽、植物油脂、酵母萃取物（含有大豆、豬肉）、大豆水解蛋白（含有大豆）、乳糖、香辛料（含有大豆）、修飾澱粉、調味料（胺基酸等）、防腐劑（己二烯酸鉀）、磷酸鹽（鈉）、pH調整劑、煙燻香料、香辛料萃取物、抗氧化劑（維他命C）、顯色劑（亞硝酸鈉）、著色劑（紅色102號、婀娜多色素、紅色3號）

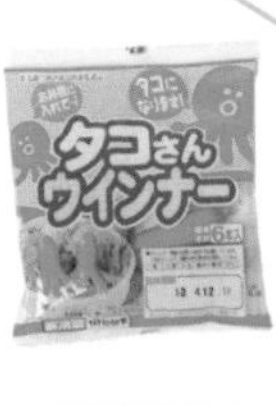

有可能形成致癌物。

會造成細胞DNA異常。

根據其化學構造及動物實驗結果，都有可能形成致癌物。

維也納香腸

維也納香腸是相當常見的便當配菜，但是和火腿一樣，都會添加顯色劑亞硝酸鈉來避免變黑，因此也有相同的問題。

特別是看起來紅咚咚的維也納香腸，當中還使用了合成著色劑焦油色素，危險性相對更高了

【章魚先生香腸】中添加了焦油色素紅色一〇二號與紅色三號。根據其化學構造及動物實驗的結果，焦油色素都具有致癌的可能性。紅色一〇二號是醃漬品經常使用的著色劑，它會讓孩子長蕁麻疹，是皮膚科醫師會特別提醒的成分。此外，紅色三號在餵食大鼠的實驗當中，發現罹患甲狀腺腫瘤的機率增高了。

此外，這個產品還添加了顯色劑亞硝酸鈉，以及防腐劑己二

Entier 檸檬＆洋香菜

（日本火腿）

勉強OK！

大型火腿製造商的產品當中，罕見地沒有添加亞硝酸鈉的製品，因此○。但還是有加了磷酸鹽（鈉），最好不要吃太多。

豬肉、豬脂肪、食鹽、香辛料、豬膠原蛋白、糖類（砂糖、水飴）、檸檬汁、調味料（有機酸等）、磷酸鹽（鈉）、香辛料萃取物、抗氧化劑（維他命E）、維他命B_1

烯酸鉀。己二烯酸鉀已知會讓細胞的DNA產生異常，因此最好避免拿來作爲便當的配菜。

【巴伐利亞香腸】雖然沒有添加焦油色素，但使用了亞硝酸鈉，因此也無法推薦給大家。此外，日本火腿的【SCHAUESSEN】也一樣有添加亞硝酸鈉。

【Entier 檸檬 & 洋香菜】是大型火腿製造商的產品當中，罕見地沒有添加亞硝酸鈉的製品。「Entier系列」是追求維也納香腸原始風味的產品，因此也沒有使用能爲豬肉「灌水」的大豆蛋白或乳蛋白，於是能做出風味獨特的「美味」維也納香腸。不過，它還是添加了磷酸鹽（鈉），最好不要經常吃。

巴伐利亞香腸

（伊藤火腿）

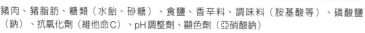

添加了亞硝酸鈉，所以千萬不要吃。它會與肉當中的胺反應後產生致癌物。

豬肉、豬脂肪、糖類（水飴、砂糖）、食鹽、香辛料、調味料（胺基酸等）、磷酸鹽（鈉）、抗氧化劑（維他命C）、pH調整劑、顯色劑（亞硝酸鈉）

培根

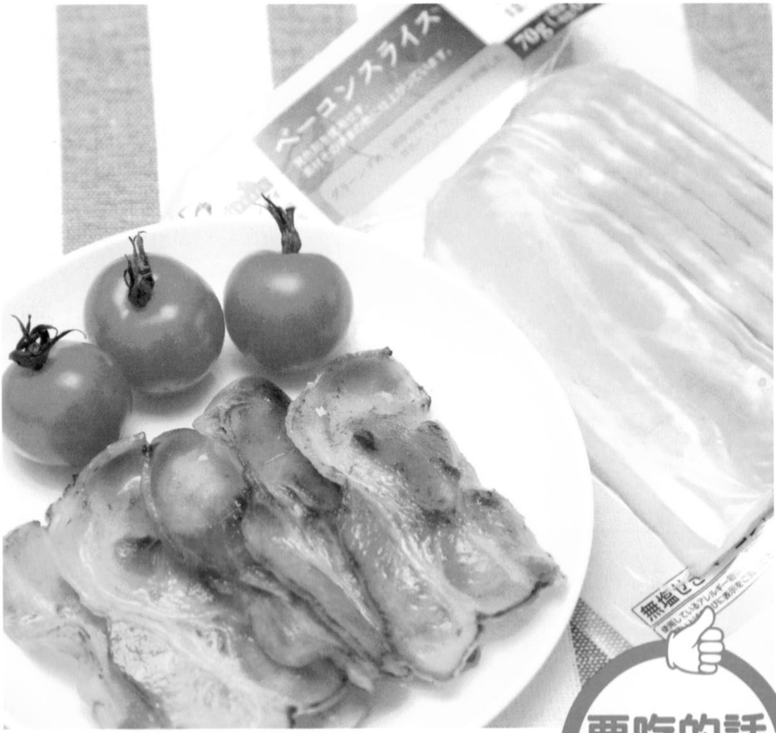

要吃的話請選這個

培根切片

（AEON TOPVALU GreenEye）

豬五花肉（美國）、乳蛋白、糖類（麥芽糖、砂糖）、食鹽、酵母萃取物、香辛料、卵殼鈣、香辛料萃取物

萃取自胡椒、大蒜等香辛料，沒有安全上的問題。

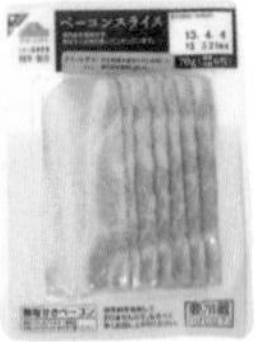

沒有使用亞硝酸鈉，也沒看到其他高危險性的添加物，因此要吃的話請選這個。讓孩子吃也很OK。

購買培根或火腿時，
一定要確認是否添加了亞硝酸鈉！

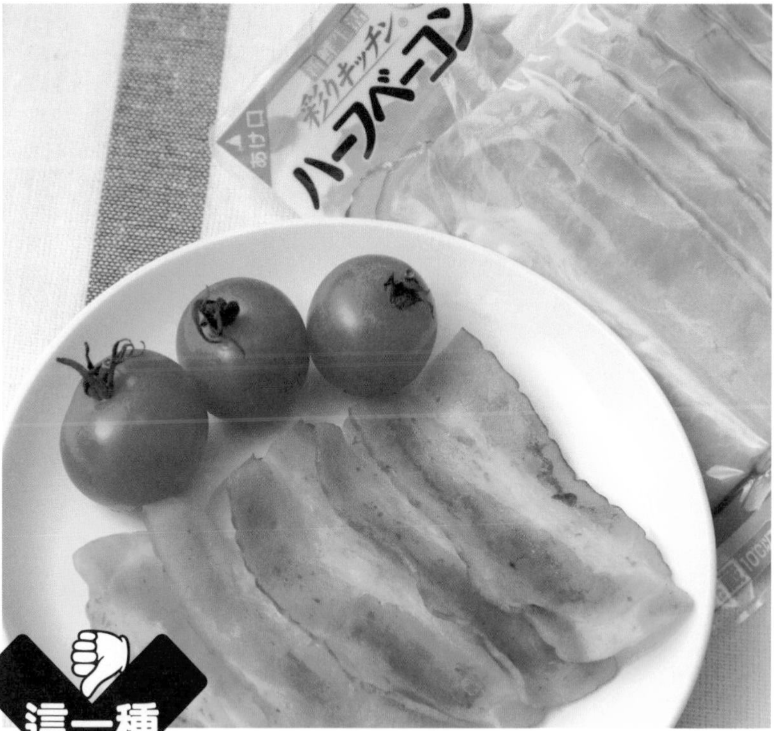

這一種
不行

HALF 培根

（日本火腿）

使用了顯色劑亞硝酸鈉，因此NG。此外也含有大量攝取有可能造成骨質疏鬆的磷酸鹽（鈉）。

豬五花肉、雞蛋白、食鹽、還原水飴、砂糖、大豆蛋白、豬膠原蛋白、乳蛋白、調味料（胺基酸等）、磷酸鹽（鈉）、增黏多糖類、抗氧化劑（維他命C）、顯色劑（亞硝酸鈉）、胭脂紅色素

毒性極強的化學物質，
會產生致癌的亞硝胺。

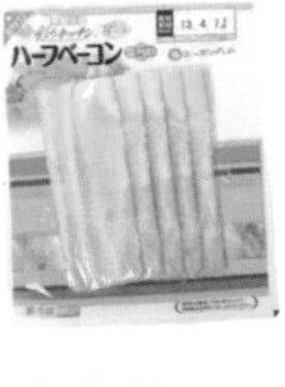

培根

煮義大利麵或湯類時經常使用的培根，它的問題和火腿、香腸一樣，就是添加了顯色劑亞硝酸鈉，可能會形成致癌的亞硝胺類。

亞硝酸鈉是毒性非常強的化學物質，原本就不該加在食品當中。誤食亞硝酸鈉的中毒症狀有嘔吐、發紺（皮膚、黏膜呈青紫色）、悸動、血壓降低等等。從已知的中毒案例來計算，人類服用的致死量爲○・一八～二・五公克。數值的範圍雖然滿大的，但其最低值○・一八公克與劇毒的氰酸鉀致死量○・一五公克差不多。在義大利，有女性服用了以爲是甜味劑山梨醇的健康食品，沒想到實際上是亞硝酸鈉，於是死亡。

GREEN MARK 無鹽培根切片

（信州火腿）

這個也OK!

和AEON TOPVALU GreenEye的【培根切片】相同，都沒有添加高危險性的添加物，可以放心食用。

豬五花肉、乳蛋白、糖類（麥芽糖、砂糖）、食鹽、酵母萃取物、香辛料、卵殼鈣、香辛料萃取物

食品當中若含有一定的量，將會導致中毒，因此對於培根、香腸等的添加量都加以嚴格限制。不過，我認爲，將可能會變化成致癌物的物質當成添加物允許添加，本身就是一個錯誤。

此外，亞硝酸鈉除了能夠避免肉食品變黑，也能防止肉毒桿菌中毒。

肉毒桿菌中毒是一種死亡率非常高的食物中毒。因此，沒有添加亞硝酸鈉的信州火腿製品上就特別標示著「建議加熱之後再食用」。

不過，AEON TOPVALU GreenEye的產品就沒有這種標示。在日本，肉類食品幾乎不曾發生過肉毒桿菌中毒事件，如果製造過程中都能徹底執行衛生管理，就不需要擔心肉毒桿菌中毒的問題。

HALF 培根

（AEON TOPVALU）

這個也不行

和日本火腿的【HALF 培根】一樣都加了亞硝酸鈉，完全不推薦。是孩子根本碰不得的產品。

豬五花肉、還原水飴、大豆蛋白、食鹽、雞蛋白、葡萄糖、動物油脂（含有奶類）、酵母萃取物、磷酸鹽（鈉）、調味料（胺基酸等）、煙燻香料、抗氧化劑（維他命C）、顯色劑（亞硝酸鈉）、胭脂紅色素、酵素（含有奶類）

魚肉香腸

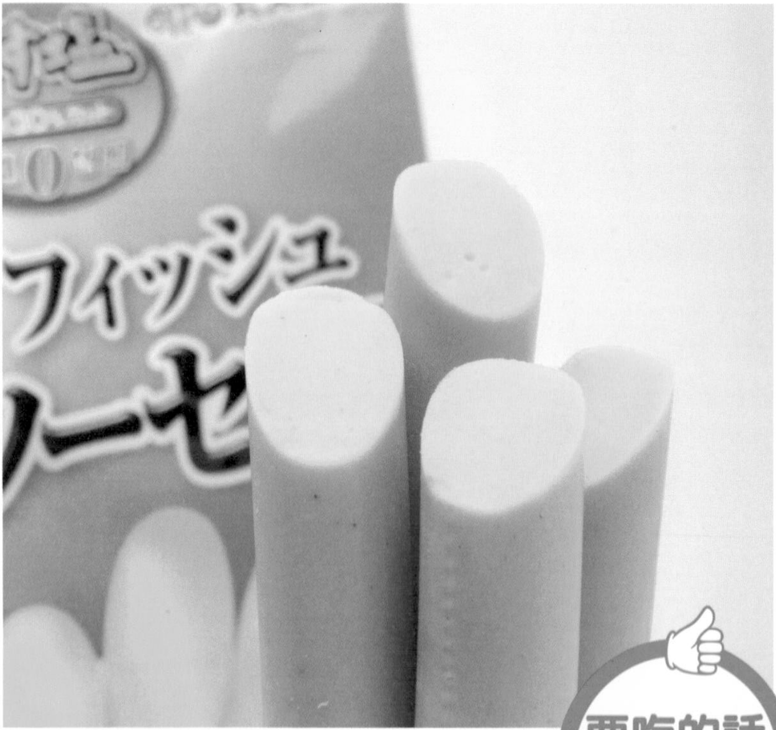

要吃的話 請選這個

FISH 香腸

（丸大食品）

魚肉（鱈魚）、黏著材料（澱粉、明膠、植物性蛋白、蛋白）、豬油、還原水飴、洋蔥、食鹽、香辛料、魚膠原蛋白胜肽、調味料（胺基酸等）、貝殼鈣、胭脂紅色素、香辛料萃取物、（部分原料含有小麥、大豆、豬肉）

毒性不強，但是在動物實驗中確認會增加中性脂肪或膽固醇。

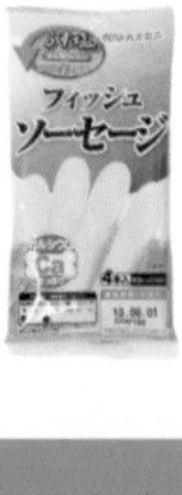

胭脂紅色素在動物實驗中確認會增加中性脂肪或膽固醇，這一點多少令人在意，但若只是偶爾吃適量，應該沒什麼大問題。

可以當小點心真的很方便！
但哪一種才能讓人放心地吃呢？

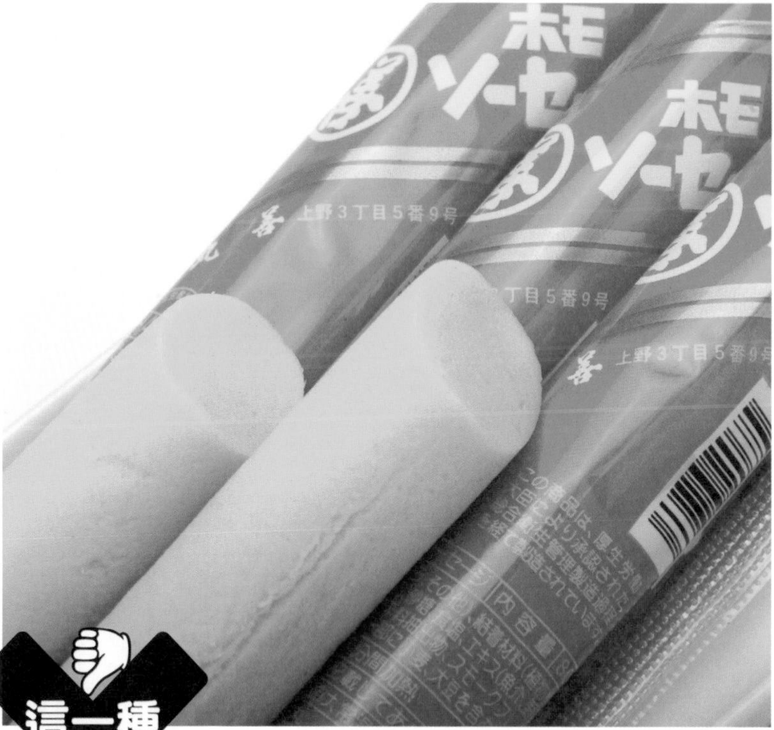

這一種不行

HOMO 香腸

（丸善）

使用了焦油色素紅色106號，因此NG。雖然焦油色素紅色106號是日本許可使用的添加物，但它畢竟還是存有致癌的疑慮。

魚肉（鱈魚、花魚、鮪魚、其他）、黏著材料（植物性蛋白、澱粉、豬明膠）、豬脂、砂糖、食鹽、萃取物（魚貝類、蔬菜、酵母）、調味料（胺基酸等）、香辛料萃取物、煙燻香料、紅色106號、（部分原料含有小麥、大豆）

焦油色素之一。紅色106號有可能誘發細胞DNA發生突變或染色體異常。除了日本，幾乎沒有任何國家許可使用這種色素。

魚肉香腸

魚肉香腸是相當方便料理的桌上佳餚，但是它那粉嫩的顏色其實從以前就是使用焦油色素來染色。目前已經很少產品會使用焦油色素了，而丸善的【HOMO香腸】依舊還使用紅色一〇六號來染色，因此要特別注意。

焦油色素除了紅色一〇六號之外，包括其他一共十二種都被視爲添加物合法使用。這些不存在於自然界的化學合成物質，不論是它的化學結構或者是動物實驗的結果，都顯示其具有極高的致癌可能性。

紅色一〇六號有可能誘發細胞DNA發生突變或染色體異常。除了日本，幾乎所有國家都以極有可能致癌的理由禁止使用

LISARA 香腸

（Maruha Nichiro 食品）

勉強OK！

和【FISH 香腸】相同，添加了令人擔心的胭脂紅色素，但若只是偶爾吃適量，應該不會有大問題。

魚肉（鱈魚、無鬚鱈、竹筴魚）、黏著材料［澱粉（玉米粉）、植物性蛋白（小麥、大豆）、明膠］、精製魚油、洋蔥、食鹽、砂糖、香辛料、大豆水解蛋白、調味料（胺基酸等）、胭脂紅色素、煙燻香料、抗氧化劑（維他命E）、（部分原料含有奶類、雞肉、豬肉）

這種色素。盡量別讓孩子吃這一類食品，才是聰明的選擇。

此外，煙燻香料又稱煙燻液，通常是透過阻斷空氣流通的方式讓甘蔗或竹子、木材等發熱，或者是以燃燒的方式收集其煙霧凝結而成。根據動物實驗，確認它會刺激腸胃黏膜。

【FISH香腸】並未添加焦油色素，而是使用了胭脂紅色素。將生存於南美的昆蟲——胭脂蟲乾燥之後，再利用熱水或溫熱過的乙醇萃取而成的橙色色素。其毒性雖然尚未有明確的結果，但是在餵食大鼠含有百分之三胭脂紅色素餌食的實驗中，確認會增加中性脂肪與膽固醇。因此，每天攝取太多並不好，但偶爾適量食用的話，應該不會有太大的問題。

貝殼鈣來自於貝殼，不會有安全上的問題。

魚肉香腸

（日本水產）

勉強OK！

讓人在意的部分是添加了香料。因為某些香料帶有強烈的毒性，但這裡只以「香料」概稱，並未明確標示出使用哪一種。

魚肉（鱈魚、白帶魚、花魚、其他）、黏著材料（澱粉、小麥蛋白糊、大豆蛋白粉）、植物油脂、砂糖、食鹽、釀造醋、香油、洋蔥萃取物、香辛料、柴魚萃取物、酵母萃取物、修飾澱粉、碳酸鈣、調味料（胺基酸等）、骨鈣、著色劑（梔子色素、茄紅素）、香辛料萃取物、香料、（部分原料含有螃蟹、鮭魚）

咖哩塊

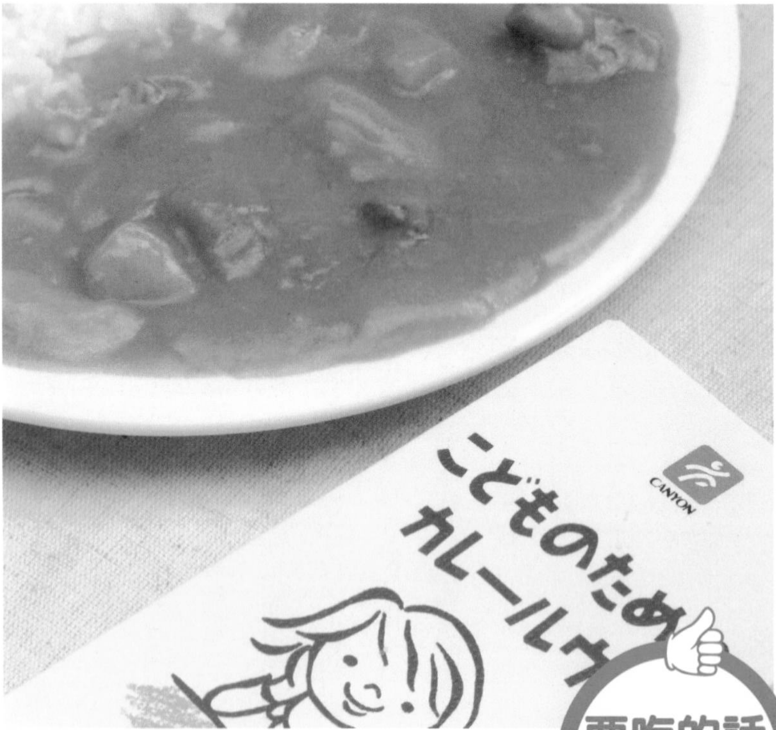

要吃的話
請選這個

兒童用咖哩塊

（CANYON SPICE）

動物油脂（豬脂）、麵粉、砂糖、玉米粉（非基因改造）、雞肉萃取物、脫脂奶粉、水果粉（黑棗、橘子、鳳梨）、食鹽、大豆水解蛋白、香辛料、奶油、蔬菜粉（番茄、紅蘿蔔、南瓜）、酵母萃取物、醬油粉、咖哩粉、（部分原料含有大豆）

沒有使用令人擔心的添加物，特別是焦糖色素，要吃的話請選這個。刺激性的香料也盡量避免使用，可以說是專為孩子準備的咖哩。

孩子喜歡的菜色第一名！
因為經常做，當然要選最安全的產品。

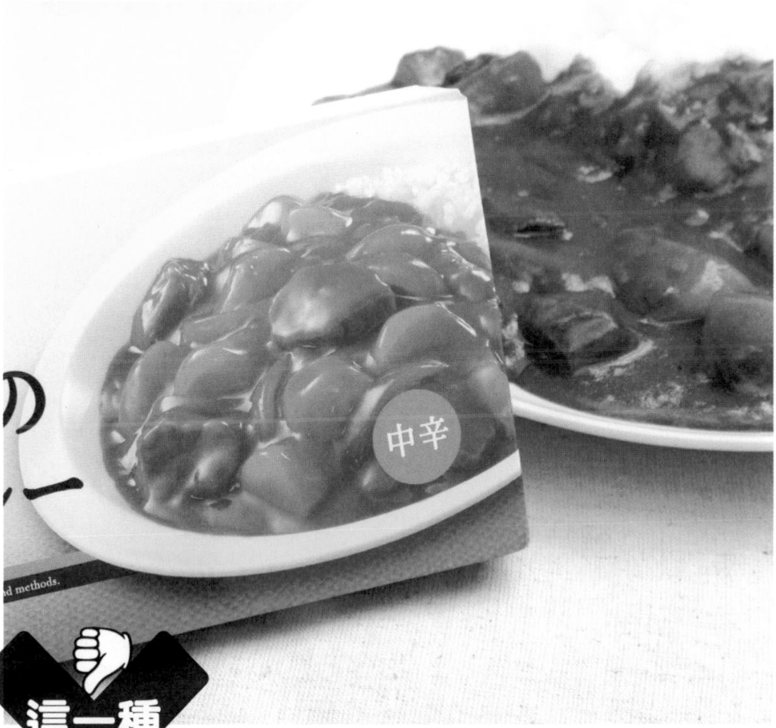

這一種
不行

濃厚鮮美令人回味的咖哩（7 PREMIUM）

不僅加了焦糖色素，還添加了合成甜味劑蔗糖素，千萬不要吃。此外還使用了令人擔心的酸味劑與香料等等。

植物油脂、澱粉、麵粉、食鹽、咖哩粉、砂糖、香辛料、烤洋蔥粉、醬油加工品、麥芽糊精、脫脂大豆、烤大蒜粉、洋蔥萃取物、乳酪、調味料（胺基酸等）、焦糖色素、乳化劑、酸味劑、甜味劑（蔗糖素）

四種當中有兩種具有致癌物質。不過只標示使用了「焦糖色素」，無從得知究竟是添加了哪一種，讓人無法放心。

非常難以分解的化學物質，一旦攝入體內會在全身四處流竄，有可能打亂免疫系統。

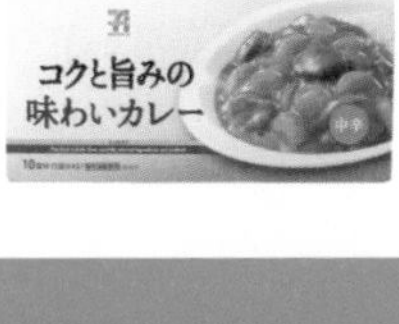

咖哩塊

小孩子最喜歡咖哩了。使用咖哩塊做起來非常快速簡單，但還是有令人不放心的問題。

那就是大部分的產品都添加了焦糖色素。之前已經提過，焦糖色素一共有四種，根據動物實驗，確認當中有兩種具有致癌的不純物質4－甲基咪唑。但這裡只標示使用了「焦糖色素」，消費者無從得知究竟是添加了哪一種。

相當受歡迎的產品【濃厚溫醇咖哩】【2段熟咖哩】，甚至是【入口即化咖哩】（SB食品）都使用了焦糖色素。雖然我們不會每天都吃咖哩，但還是盡量別讓孩子碰焦糖色素。

此外，還有像7 PREMIUM【濃厚鮮美令人回味的咖哩】這

2段熟咖哩 中辣

（江崎固力果）

不要吃較安心！

添加焦糖色素的產品，不要吃較安心。四種焦糖色素當中有兩種具有會致癌的4-甲基咪唑。

食用油脂（牛脂、豬油、棕櫚油）、麵粉、砂糖、食鹽、咖哩粉、玉米粉、高湯（豬肉、雞肉、牛肉）、蔬菜泥（洋蔥、大蒜）、香蕉泥、蔬菜粉（薑、大蒜、洋蔥）、大豆水解蛋白、雞肉高湯粉、乳糖、醬油粉（含有小麥、大豆）、酵母萃取物、豬肉萃取物、發酵調味料、高果糖玉米糖漿、奶油、葡萄糖、麥芽糊精、調味料（胺基酸等）、焦糖色素、乳化劑、香料、酸味劑、香辛料萃取物

種除了焦糖色素，還另外添加了合成甜味劑蔗糖素的產品。

蔗糖素通常都添加在冷飲、甜點類當中，作爲低卡的甜味來源。但我非常不解，爲什麼咖哩塊裡也要添加蔗糖素呢？總之這裡面的確是使用了。

在這一堆產品當中，【兒童用咖哩塊】既沒有使用焦糖色素，也盡量避免使用刺激性的香料。因爲這是爲了可以放心讓孩子吃而開發的產品，外包裝上也寫著「1歲以上兒童皆可放心食用」。經常煮咖哩給孩子吃的家庭，使用這種咖哩塊應該可以更放心了吧。

濃厚溫醇咖哩 中辣

（HOUSE 食品）

不要吃較安心！

和【2段熟咖哩】一樣，絕大部分的咖哩塊都添加了可能致癌的焦糖色素，一定要注意。

食用油脂（牛脂豬脂混合油、棕櫚油）、澱粉、麵粉、砂糖、食鹽、咖哩粉、炒咖哩糊、洋蔥粉、香辛料、花生粉、醬油加工品、麥芽糊精、乳酪加工品、大蒜粉、葡萄糖、洋蔥加工品、脫脂大豆、芹菜萃取物、烤大蒜粉、蔬菜萃取物、乳酪、洋蔥萃取物、酵母萃取物、調味料（胺基酸等）、焦糖色素、乳化劑、酸味劑、香辛料萃取物、香料、（部分原料含有橘子）

咖哩調理包

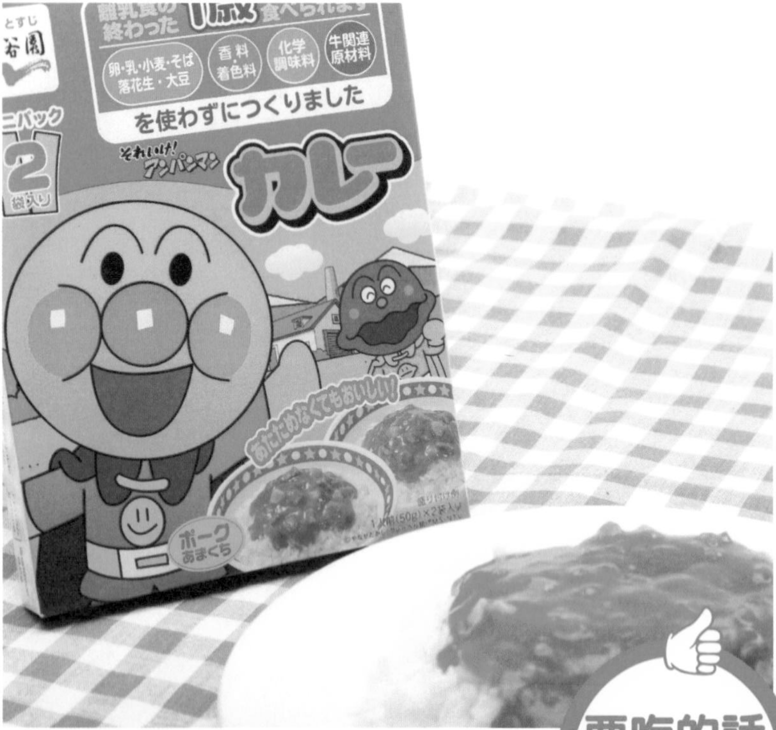

要吃的話
請選這個

麵包超人迷你包咖哩 豬肉甜味（永谷園）

炒洋蔥（洋蔥、菜籽油）、蔬菜（紅蘿蔔、馬鈴薯、大蒜）、砂糖、豬肉、番茄糊、咖哩粉、馬鈴薯粉、食鹽、豬肉萃取物、酵母萃取物、洋蔥粉、黏稠劑（修飾澱粉）

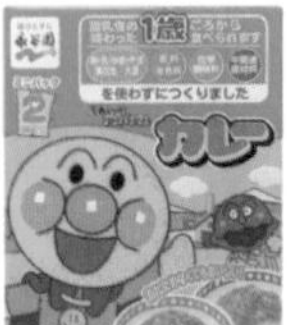

絕大部分的咖哩製品都含有焦糖色素，但【麵包超人迷你包咖哩 豬肉甜味】並未添加。因此要吃的話請選這個。

不想下廚的媽媽的最佳盟友。
不過，購買時一定要確定有無添加焦糖色素。

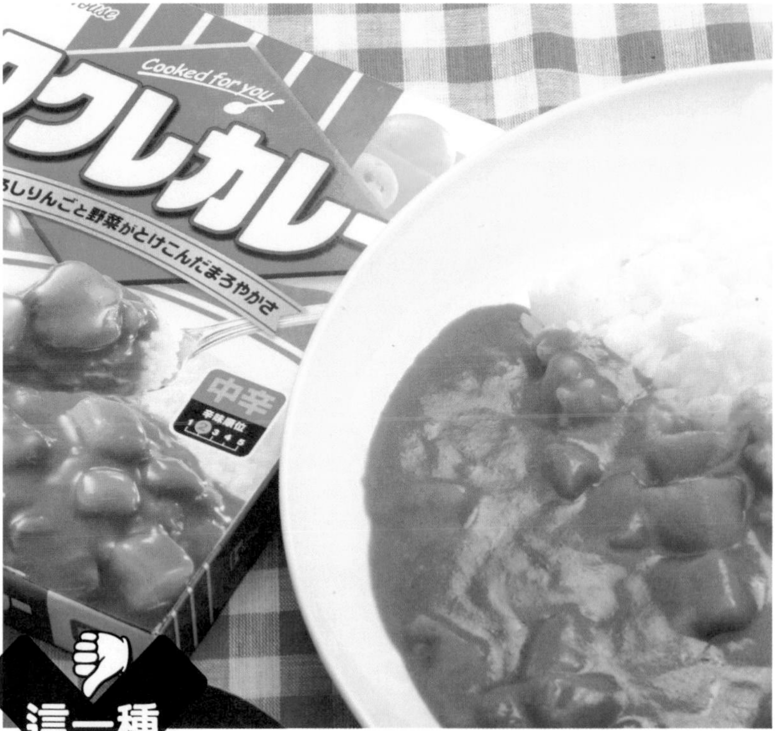

這一種
不行

Cookless 咖哩 中辣

（HOUSE 食品）

酸味劑與香料已經令人不太放心，最嚴重的是還添加了焦糖色素，它可能含有致癌物質，不要吃比較好。

蔬菜（馬鈴薯、紅蘿蔔）、牛肉、牛脂豬脂混合油、麵粉、砂糖、澱粉、蘋果泥、咖哩粉、食鹽、番茄糊、炒洋蔥、奶油粉、酵母萃取物、薑泥、酸甜醬、香辛料、蒜泥、調味料（胺基酸等）、焦糖色素、酸味劑、香辛料萃取物、香料

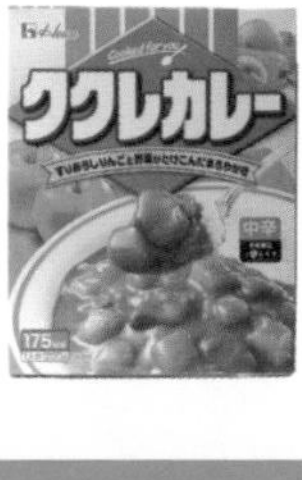

根據美國政府的美國國家毒理學計畫（NTP），四種當中有兩種具有致癌物質。不過只標示使用了「焦糖色素」，無從得知究竟是添加了哪一種。

咖哩調理包

有了咖哩調理包，利用熱水或微波爐加熱，就能馬上做好孩子們最喜歡的咖哩。

只是，幾乎所有的產品都有添加焦糖色素。關於焦糖色素，我們已經提過好幾次關於它的問題點。焦糖色素一共有以下四種：

焦糖色素I……由澱粉分解物、糖蜜，或者是碳水化合物，在有無酸或鹼的存在下加熱製成。

焦糖色素II……由澱粉分解物、糖蜜，或者是碳水化合物與亞硫酸鹽化合物，在有無酸或鹼的存在下加熱製成。

焦糖色素III……由澱粉分解物、糖蜜，或者是碳水化合物與銨鹽化合物，在有無酸或鹼的存在下加熱製成。

焦糖色素IV……由澱粉分解物、糖蜜，或者是碳水化合物與亞硫酸鹽及銨鹽化合物，在有無酸或鹼的存在下加熱製成。

其中III與IV的原料當中含有銨鹽化合物，它的副產物是一種稱爲4－甲基咪唑的化學物質。根據美國政府的美國國家毒理學計畫，在大鼠實驗中確認它是一種致癌物。

不過，I與II都確認不具毒性，因此也不是說添加焦糖色素就一定危險。其實只要如實標示出使用的成分就沒問題了，但企業與政府卻都不這麼做。因此，站在消費者的立場，標示「焦糖色素」的食品也許有可能使用的是III或IV，還是不要買比較保險。

PON CURRY GOLD 中辣

（大塚食品）

不要吃較安心！

畢竟是添加了焦糖色素，不要吃較安心。而且也沒有具體標示出使用了哪種香料與酸味劑，讓人很不放心。

蔬菜［馬鈴薯（非基因改造）、紅蘿蔔）、炒洋蔥］、牛肉、麵粉、乳製品、酸甜醬、高湯（豬肉、雞肉）、砂糖、食鹽、咖哩粉、食用油脂、蘋果泥、奶類加工品、椰奶、香辛料、酵母萃取物、葡萄乾、還原水飴、蛋白酵素分解物、調味料（胺基酸等）、增稠劑（修飾澱粉）、焦糖色素、香料、紅椒色素、酸味劑、蘋果萃取物、（部分原料含有大豆、香蕉）

福神漬

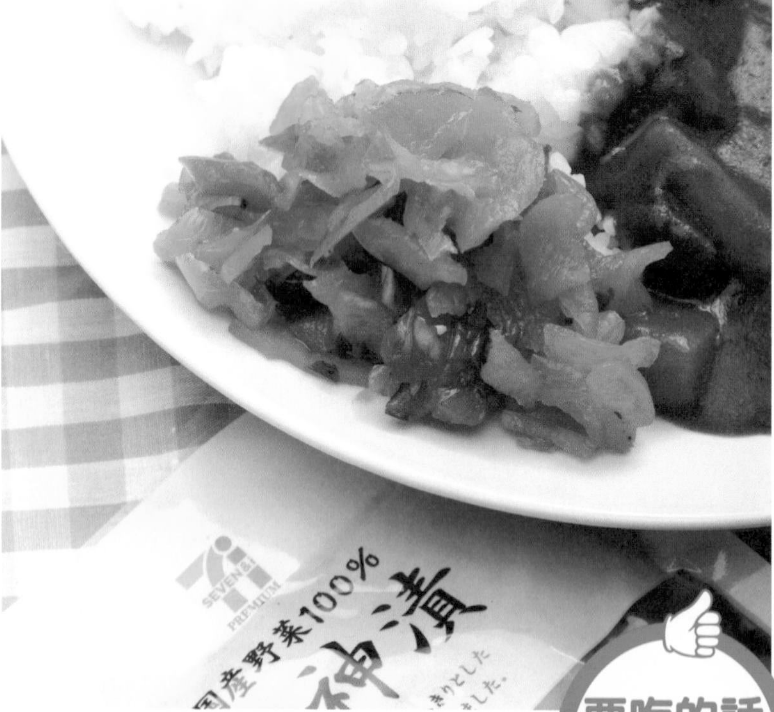

要吃的話請選這個

福神漬

（7 PREMIUM）

白蘿蔔、茄子、小黃瓜、蓮藕、白鳳豆、薑、紫蘇、芝麻、醃漬材料［糖類（高果糖玉米糖漿、砂糖）、胺基酸液、醬油、釀造醋、食鹽、（部分原料含有小麥、大豆、蘋果］、梔子色素、紅皮蘿蔔色素

不知道使用了哪些香料讓人略感不安，但香味頗溫和。其中添加了調味料（胺基酸等），注意不要吃過量。

在動物實驗中出現了腹瀉、肝臟出血、肝細胞壞死等症狀。實驗中所餵食的分量較多，食品大多只添加極少量，但也沒人知道究竟會有多大的影響。

萃取自紅皮蘿蔔的色素，沒有安全上的問題。

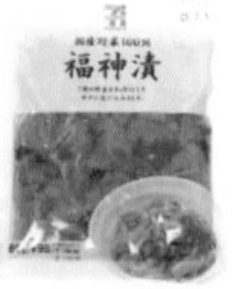

吃咖哩不可或缺的同伴。
只是它原本就是這麼鮮紅嗎？

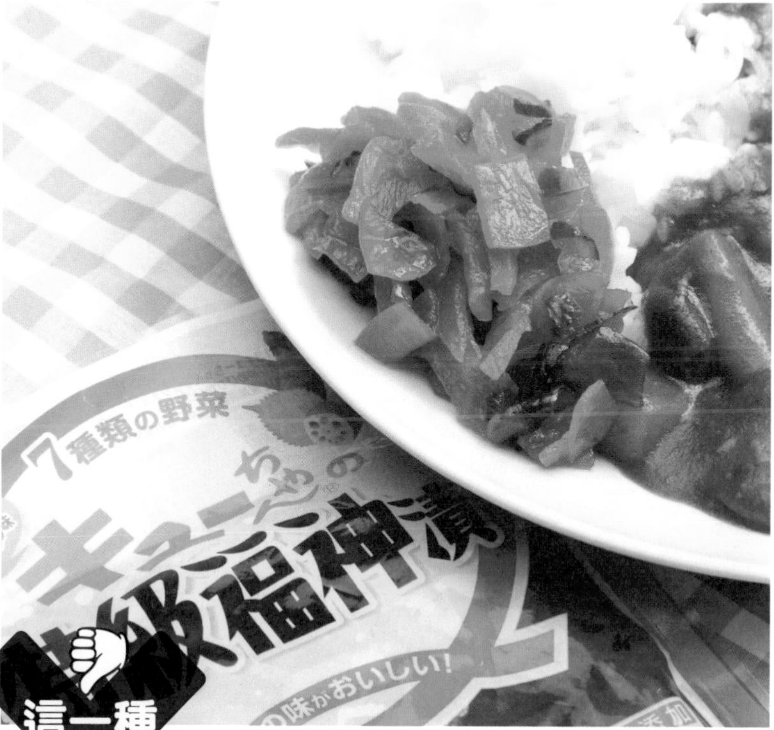

這一種
不行

小 Q 的特級福神漬

（東海漬物）

含有焦油色素黃色4號、黃色5號、紅色106號以及醋磺內酯鉀、蔗糖素等等大量的危險添加物，因此千萬不能吃。

白蘿蔔（中國、日本）、小黃瓜（中國、寮國）、茄子（中國）、蓮藕、薑、白鳳豆、紫蘇、芝麻、醃漬材料［砂糖類（砂糖、高果糖玉米糖漿、水飴）、胺基酸液、醬油、還原水飴、食鹽、味醂、釀造醋、大豆水解蛋白、香辛料］、調味料（胺基酸等）、酸味劑、甜味劑（醋磺內酯鉀、蔗糖素）、著色劑（黃色4號、黃色5號、紅色106號）、增稠劑（玉米糖膠）、香料、（部分原料含有小麥）

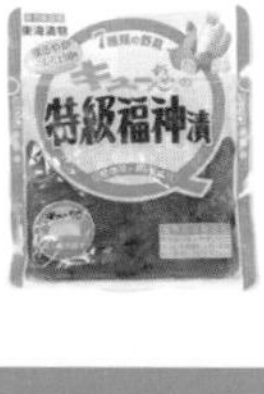

雖然能降低卡路里，但有可能對肝臟、免疫系統造成不良的影響。

許可作為添加物的焦油色素一共有12種，每種都有致癌的疑慮。

福神漬

經常跟著咖哩一起登場的福神漬，有紅色的也有咖啡色。紅色製品是添加了焦油色素，【小Q的特級福神漬】就使用了黃色四號、黃色五號、紅色一〇六號。AEON TOPVALU的【福神漬】當中除了黃色四號、紅色一〇六號之外，還添加了紅薑經常使用的紅色一〇二號。

焦油色素是不存在於自然界的化學合成物質，未知的部分還很多，基本上就不應該添加在食品中。

目前許可作爲食品添加物的焦油色素一共有十二種，每一種都有致癌的可能性。尤其是紅色一〇六號，它會造成細胞的DNA突變，或者是切斷染色體，與細胞癌化的關係密切。在國

適合咖哩的福神漬

（AEON TOPVALU）

勉強OK！

雖然含有酸味劑、梔子色素等令人在意的添加物，但沒有高危險性的焦油色素。

白蘿蔔（中國、日本）、茄子（中國）、小黃瓜（中國）、白鳳豆、蓮藕、紫蘇、薑、芝麻、醃漬材料［糖類（高果糖玉米糖漿、砂糖）、大豆水解蛋白（含有小麥）、食鹽、醬油（含有大豆、小麥）、香辛料］、調味料（胺基酸等）、梔子色素、紅椒色素、紅皮蘿蔔色素、增黏多糖類

外，因爲其具有致癌的可能性，因此幾乎沒有國家許可添加使用。

此外，黃色四號、黃色五號、紅色一〇二號已知會引發蕁麻疹，也是皮膚科醫師會特別提醒的成分。

因此，含有焦油色素的食品還是能避就避。而【小Q的特級福神漬】甚至還添加了醋磺內酯鉀及蔗糖素，簡直就是危險添加物的大本營。

7 PREMIUM的【福神漬】使用的添加物就只有梔子色素及紅皮蘿蔔色素。梔子色素在大量餵食大鼠的實驗中出現了肝臟出血、肝細胞異變或壞死的狀況，若是微量添加於食品中讓人類食用，究竟會有多大的影響，目前還不清楚。紅皮蘿蔔色素萃取自紅皮蘿蔔，沒有安全上的問題。

福神漬

(AEON TOPVALU)

這個也不行

使用了作為著色劑的黃色4號、紅色102號、紅色106號色素，因此不能吃。另外還有酸味劑與香料等等，也讓人很不放心。

白蘿蔔（中國、日本）、茄子（中國）、小黃瓜（中國）、白鳳豆、蓮藕、紫蘇、薑、芝麻、醃漬材料[糖類（高果糖玉米糖漿、砂糖、水飴）、大豆水解蛋白（含有小麥）、食鹽、醬油（含有小麥）、香辛料]、調味料（胺基酸等）、香料、著色劑（黃色4號、紅色102號、紅色106號）、增黏多糖類

義大利麵醬

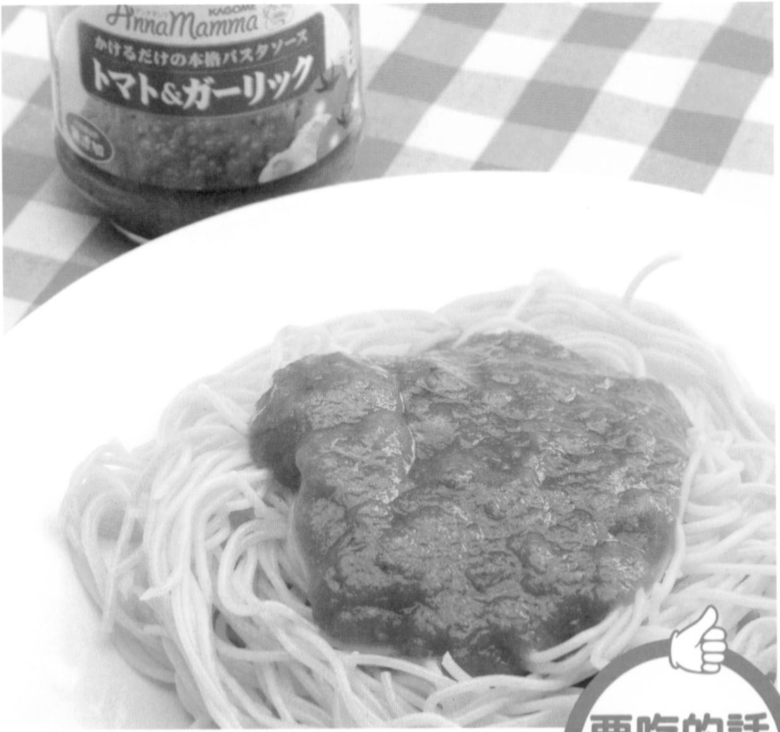

要吃的話
請選這個

Anna Mamma 番茄 & 大蒜（KAGOME）

番茄、橄欖油、大蒜、香味食用油、魚貝類萃取物、食鹽、澱粉、砂糖、義大利洋香菜、魚露、香辛料、氯化鈣、枸櫞酸、（部分原料含有螃蟹、雞肉、魚貝類）

海水中也含有的成分，沒有安全上的問題。

檸檬、橘子等柑橘類中都含有豐富的枸櫞酸，沒有安全上的問題。

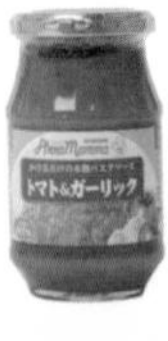

沒有使用一般都會添加的調味料（胺基酸等）、香料等，帶有自然的滋味與香氣。安全上當然沒問題。

方便好用使用率高，
但要小心高危險性的產品。

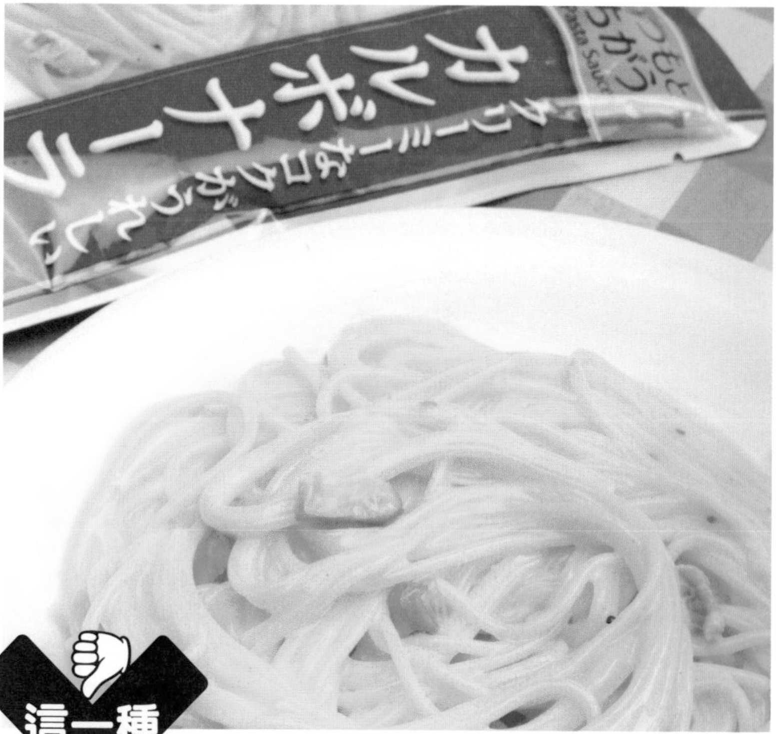

這一種 不行

綿密濃厚真開心的奶油培根蛋黃醬（日清食品）

為了讓培根呈現出美麗色澤而添加了亞硝酸鈉，千萬不能吃。同時添加了含有反式脂肪的酥油，這也是相當令人擔心的一點。

酥油、培根、澱粉、脫脂奶粉、砂糖、食鹽、蛋黃、鮮奶油、乳酪、高湯粉、香辛料、以牛奶等為主原料的食品、大豆水解蛋白、修飾澱粉、調味料（胺基酸等）、酪蛋白酸鈉、香料、植酸、磷酸鈣、安定劑（玉米糖膠）、梔子色素、顯色劑（亞硝酸鈉）、（部分原料含有小麥、大豆、雞肉、豬肉、明膠）

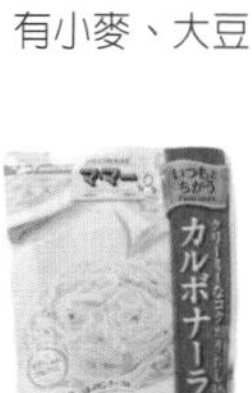

含有大量的反式脂肪，增加罹患心血管疾病的可能性。

毒性很強的化學物質，有可能產生致癌的亞硝胺。

義大利麵醬

各家廠商都推出各式各樣的義大利麵醬產品，但絕大部分都添加了調味料（胺基酸等）、香料等等添加物，因此味道大同小異，都屬於重口味。從安全性的角度來看，多少有一些令人不安的問題。

其中，【Anna Mamma番茄&大蒜】既沒有使用調味料，也不含香料，味道與香氣都很自然。

此外，它的添加物很少，只使用了氯化鈣與枸橼酸。

氯化鈣是海水中含有的成分，沒有安全上的問題。而枸橼酸也是檸檬、橘子等柑橘類中大量含有的成分，同樣沒有危險性。

非常期待其他公司也能像這樣具體標示出所使用的添加物名

濃厚香味野菜真開心的肉醬

（日清食品）

勉強OK！

使用的添加物只有修飾澱粉。修飾澱粉是一種將澱粉加工處理後的產物，一共有11種，其中有些尚不能百分之百確定有無毒性。

蔬菜（洋蔥、大蒜、紅蔥頭、青椒、紅蘿蔔、芹菜）、熟食肉（牛肉、豬肉）、番茄糊、砂糖、食鹽、香味油、豬肉萃取物、香辛料、雪莉酒、修飾澱粉、（部分原料含有大豆）

稱。

【綿密濃厚眞開心的奶油培根蛋黃醬】當中使用了培根，因爲它有添加顯色劑亞硝酸鈉，完全不推薦。由於培根量不多，所含的亞硝酸鈉也極微量，但是它會與胺產生反應，有可能變化成致癌的亞硝胺，還是避開比較好。

此外它也是所有產品中添加最多酥油的製品，這是一種反式脂肪酸，攝取量多時有可能造成動脈硬化，增加罹患心血管疾病的風險。

【濃厚香味野菜眞開心的肉醬】所使用的添加物雖然只有修飾澱粉，但修飾澱粉一共有十一種，其中有些尙不能百分之百確定有無毒性，因此無法一口咬定確實安全。

生鮮風味鱈魚子

（SB 食品）

勉強OK！

一次大量攝取調味料（胺基酸等），有些人會出現灼熱感或心悸的症狀。食用上是沒問題，就是讓人有些不放心。

鱈魚醬［鱈魚、酥油（菜籽油、棕櫚油、棕櫚籽油）、食鹽、砂糖、大豆水解蛋白（柴魚、沙丁魚、鮪魚、玉米、小麥、大豆）、調味料（胺基酸等）、紅麴色素、紅椒色素］、配料（海苔）

拌飯料

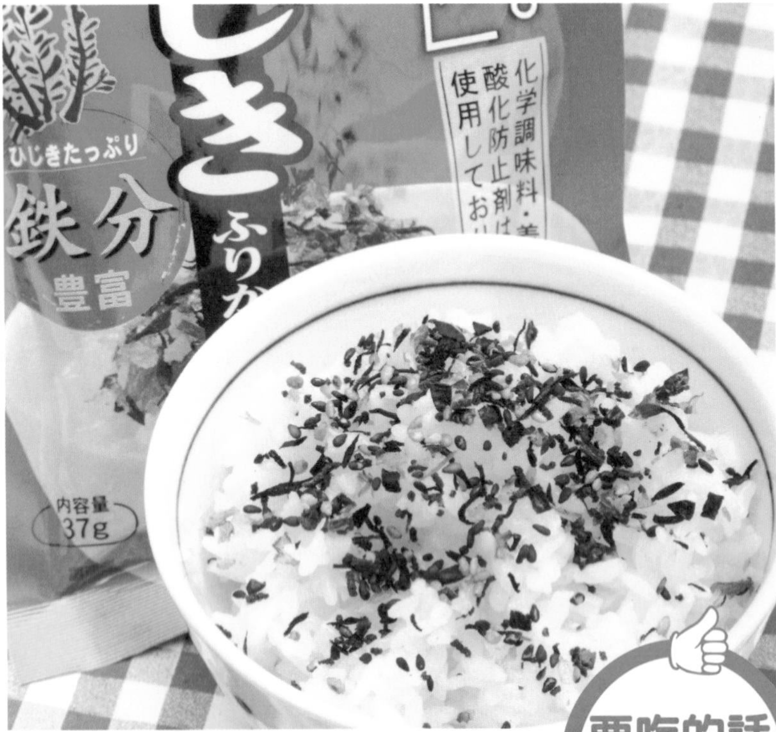

要吃的話請選這個

無添加拌飯料 羊栖菜

（濱乙女）

黑芝麻、乳糖、羊栖菜、白芝麻、砂糖、食鹽、水飴、柴魚片、澱粉、醬油、烤海苔、柴魚粉、大豆水解蛋白、南瓜、酵母萃取物、麥芽糊精、抹茶、還原水飴、豌豆、柴魚粉、食用植物油、發酵調味料、小麥蛋白、柴魚萃取物、生薑、昆布粉

不僅沒有使用調味料（胺基酸等），也沒有任何添加物，可以放心讓孩子食用。要吃的話請選這個。

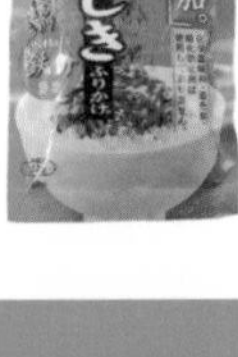

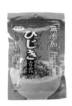

讓白飯吃起來更美味。
說不定這也是添加物的伎倆。

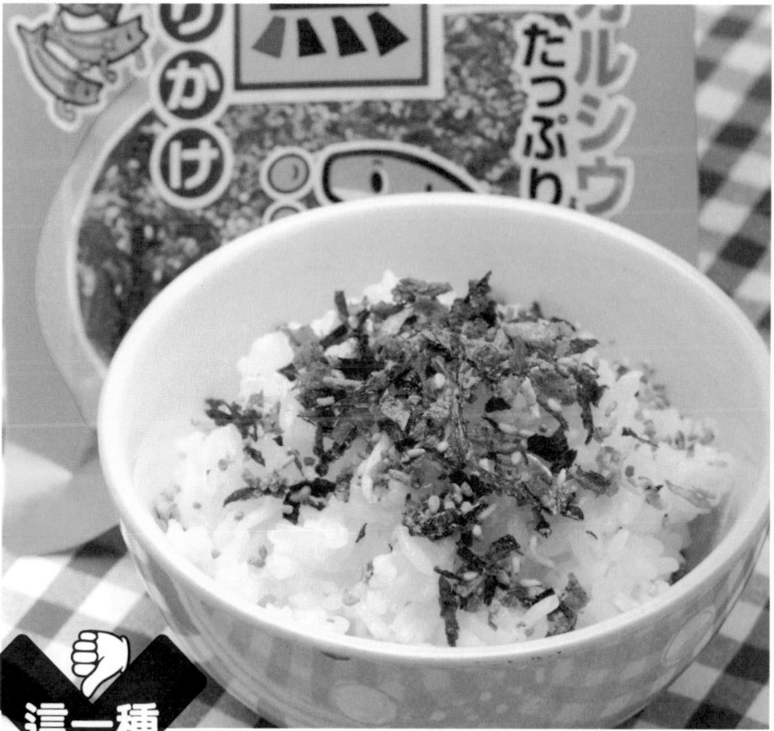

這一種
不行

小魚拌飯料

（大森屋）

每天都會吃的拌飯料，添加了調味料（胺基酸等）實在令人不放心。此外還添加了焦糖色素，還是不要吃比較好。

炒芝麻、乳糖、砂糖、混合柴魚片‧鯖魚片、沙丁魚片、澱粉、海苔、醬油、沙丁魚粉、鮒仔魚、小蝦、蛋黃粉、魚骨粉、麥芽糊精、柴魚粉、味醂、水飴、發酵調味料、昆布、薑、柴魚萃取物、葡萄糖、石蓴、蝦萃取物、清酒、植物大豆水解蛋白、辣椒、釀造醋、調味料（胺基酸等）、卵殼鈣、著色劑（焦糖色素、β胡蘿蔔素、紅麴）、抗氧化劑（維他命E、維他命C）、甜味劑（甘草）、（部分原料含有小麥）

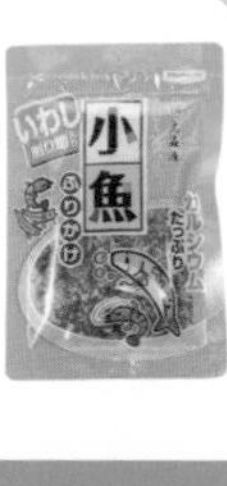

一次攝取大量，有些人會出現灼熱感或心悸的症狀。

可能含有致癌物。

拌飯料

市面上以【海苔雞蛋】爲首的各式拌飯料產品非常多，絕大部分都添加了調味料（胺基酸等）。

這種添加物主要一定就是L－麩酸鈉，因此不論是哪家的產品，吃起來味道都差不多。

以前的L－麩酸鈉都是化學合成，現在則是以甘蔗等爲原料加以發酵而成。這原本是昆布當中含有的成分，經過動物實驗，可以說幾乎沒有毒性。

只是，一次攝取大量，有些人會出現灼熱感或心悸的症狀。

這是在一九六八年發現的。美國波士頓近郊的中國餐館，有位喝了餛飩湯的客人，臉部及整個手臂都出現灼熱與麻痺感，甚

鮭魚拌飯料

（AEON TOPVALU）

勉強OK！

使用了4種添加物，不過其中沒有高危險性的物質，算是勉強OK。

乳糖、芝麻、食鹽、醬油（含有大豆、小麥）、鮭魚萃取物、海帶芽、柴魚片、小麥胚芽、鮭魚、海苔、澱粉（馬鈴薯、玉米）、酵母萃取物、大豆蛋白、柴魚萃取粉、發酵調味料（含有小麥）、麥芽糊精、麥芽糖、葡萄糖、魚露（魚貝類）、大豆水解蛋白、柴魚萃取物、雞肉萃取物、修飾澱粉、著色劑（紅麴、β胡蘿蔔素）、抗氧化劑（維他命E）

至還有心悸與目眩等症狀。經過調查，原來是餛飩湯裡添加了大量的L－麩酸鈉，於是這種症狀就稱之爲中國餐館症候群。原因應該是我們的消化器官無法一次處理大量的L－麩酸鈉，吸收之後便引發了這種症狀。不過，每個人的狀況不同，也有人對L－麩酸鈉沒有任何反應。

另外一個問題是L－麩酸鈉會讓食物的味道變得統一單調。由於大部分的產品都有添加，以至於不論哪種產品吃起來味道都大同小異。

甚至還有人因爲沒有添加L－麩酸鈉而覺得食物「不好吃」，變成所謂的「食物音痴」。每天都讓孩子吃添加了L－麩酸鈉的拌飯料，這種味道一旦在孩子的味覺生根，未來難保不會成爲另一個「食物音痴」啊。

海苔雞蛋

（丸味屋食品工業）

勉強OK！

和【鮭魚拌飯料】相同，使用了3種添加物，但當中並沒有高危險性的物質。

芝麻、雞蛋、砂糖、麵粉、乳糖、食鹽、大豆加工品、海苔、紅豆泥、鯖魚片、人造奶油、棕櫚油、海藻鈣、萃取物（雞肉、柴魚、魚貝類、酵母）、雞肉、澱粉、雞脂、脫脂奶粉、醬油、植物性蛋白粉、抹茶、石蓴、高果糖玉米糖漿、蛋黃油、酵母、味醂、菜籽油、奶油、大豆油、調味料（胺基酸等）、β胡蘿蔔素、抗氧化劑（維他命E）

醃漬梅干

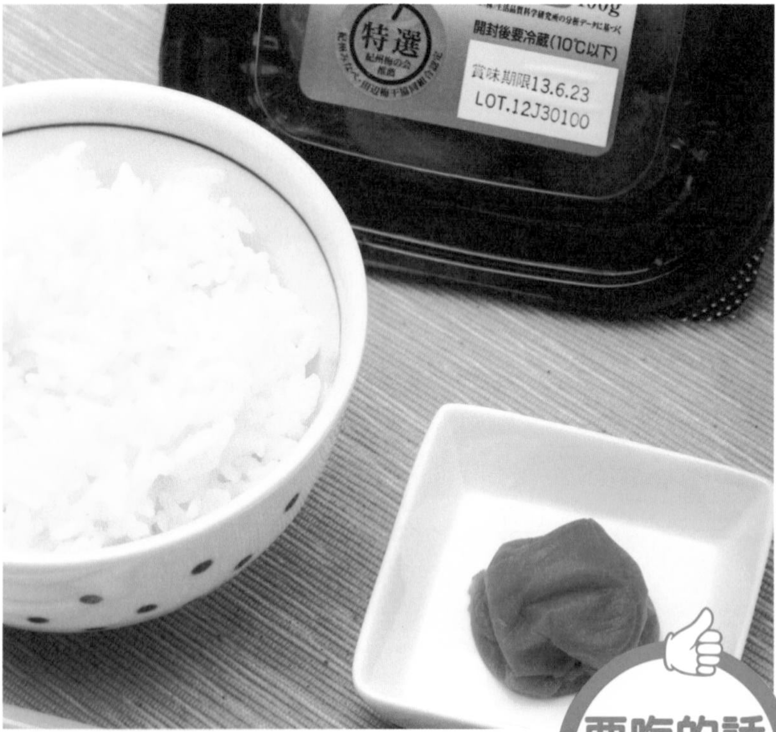

要吃的話
請選這個

紫蘇漬梅干

（AEON TOPVALU）

梅子（和歌山縣）、醃漬材料（還原水飴、食鹽、釀造醋、紫蘇液）、蔬菜色素、酒精、維他命B_1

萃取自紅甜菜或紫色芋頭等蔬菜的紅色色素，沒有安全上的問題。

即日本酒或啤酒中含有的乙醇，能夠延長食物的保存時間。

完全不含任何具危險性的添加物，可以放心食用。不過，醃漬梅的鹽分偏高，小心不要吃太多。

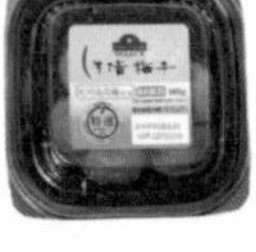

從古早以前就有的食品應該很安全。
但是，果真全都安全嗎？

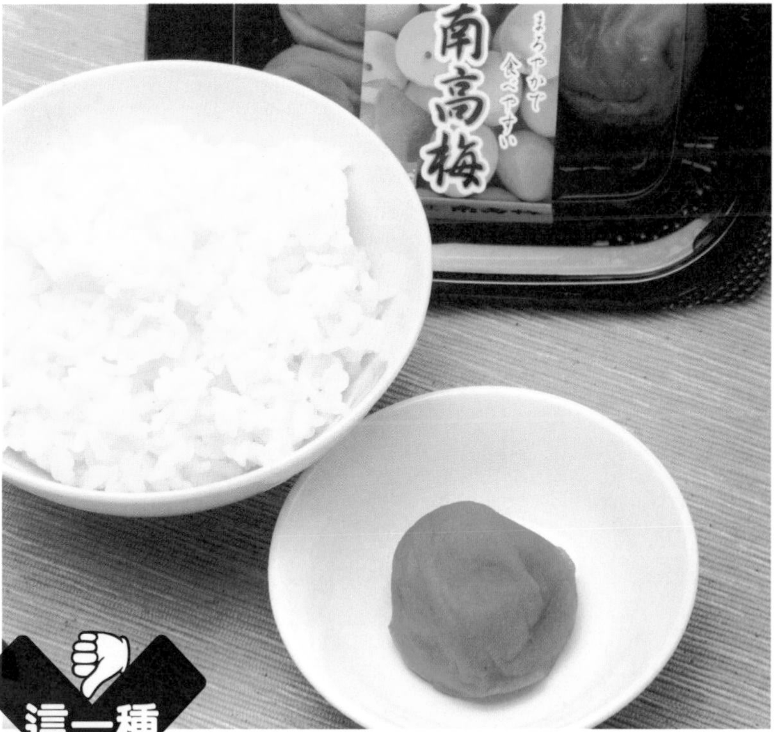

這一種 不行

紀州南高梅 蜂蜜口味

（TONOHATA）

使用了合成甜味劑蔗糖素，千萬不要吃。而且還含有調味料（胺基酸等）、香料等等令人擔心的成分。

梅子、醃漬材料（還原水飴、食鹽、蜂蜜）、酒精、調味料（胺基酸等）、酸味劑、維他命B_1、香料、甜味劑（蔗糖素）

日本在1999年許可使用，但因為有可能造成免疫機能紊亂等等，讓人不安的因素還滿多的。

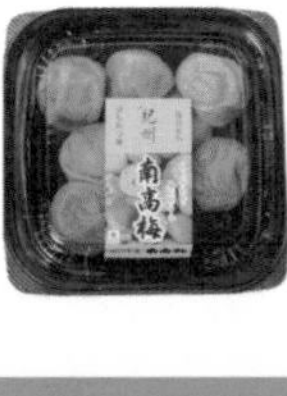

醃漬梅干

醃漬梅干是一種傳承已久的傳統食品，但醃漬梅干當中，竟然添加了合成甜味劑的產品。這眞是難以置信，但現實就是如此。「爲何要在醃漬梅干裡添加蔗糖素啊？」應該有不少人都想問吧。蔗糖素是一種零熱量的甜味劑，含糖量較多的冷飲或甜點大多會添加。問題是醃漬梅干需要的是鹽分而不是糖分哪。

添加了蔗糖素的醃漬梅干，其實也加了蜂蜜增加甜味。【紀州南高梅 蜂蜜口味】是如此，AEON TOPVALU的產品【蜂蜜風味梅干】也有使用蔗糖素。至於【紫蘇漬梅干】則沒有添加。也就是說，添加蔗糖素是爲了要加強蜂蜜的甜味。

其實，假如以砂糖來彌補甜度，一次吃下去的量並不多，也

岩下甲州小梅

（岩下食品）

這個也不行

焦油色素紅色102號會讓孩子長蕁麻疹，而且從化學結構等來看都有致癌的疑慮，不要吃比較好。

梅子（山梨）、醃漬材料（食鹽、釀造醋、酒精、水飴、紫蘇液）、甜味劑（山梨醇、甜菊糖）、調味料（胺基酸等）、酸味劑、香料、著色劑（紅色102號）、（部分原料含有小麥）

不至於會攝取過量的卡路里。這麼做也許一方面也是爲了抹去大家對於「蜂蜜含有高糖分」的疑慮吧。而蔗糖素的穩定性強，這也是業者喜歡使用的原因。

此外也有像【岩下甲州小梅】這種添加了焦油色素紅色一〇二號的產品。近年來，火車便當已經很少見到紅色的梅干了，但超市裡還是找得到這一類的醃漬梅干。紅色一〇二號是會讓孩子長蕁麻疹的添加物，也是皮膚科醫師會特別提醒的成分。

【紫蘇漬梅干】當中所使用的蔬菜色素，是萃取自紅甜菜或紫色芋頭等蔬菜的紅色色素，沒有安全上的問題。

蜂蜜風味梅干

（AEON TOPVALU）

這個也不行

和【紀州南高梅 蜂蜜口味】一樣，為了彌補蜂蜜的甜味而添加了合成甜味劑蔗糖素，千萬不要吃。

梅子（中國）、醃漬材料（還原水飴、高果糖玉米糖漿、蘋果醋、蜂蜜、食鹽）、維他命B_1、調味料（胺基酸等）、香料、酸味劑、甜味劑（蔗糖素）

美乃滋

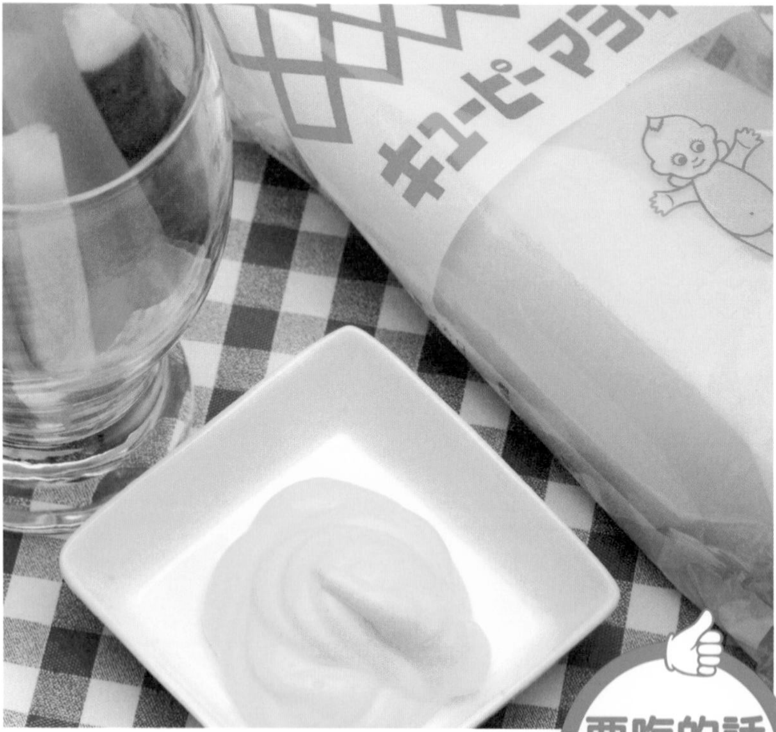

要吃的話請選這個

Q 比美乃滋

（Q 比）

食用植物油脂（含有大豆）、蛋黃、釀造醋（含有蘋果）、食鹽、調味料（胺基酸等）、香辛料、香辛料萃取物

主要是L–麩胺酸鈉，這在動物實驗中幾乎不曾出現過毒性。一次大量攝取，有些人會有灼熱感甚至感到心悸。

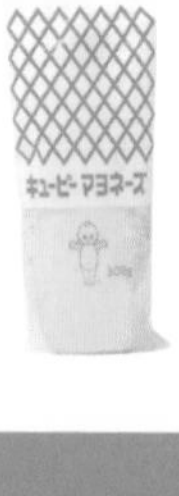

絕大部分製品都沒有大問題，這個產品因為添加物的種類較少，因此要吃的話請選這個。唯一比較擔心的是添加了調味料（胺基酸等）。

餐桌上一定要有的萬能調味料。
你的選購標準是什麼呢？

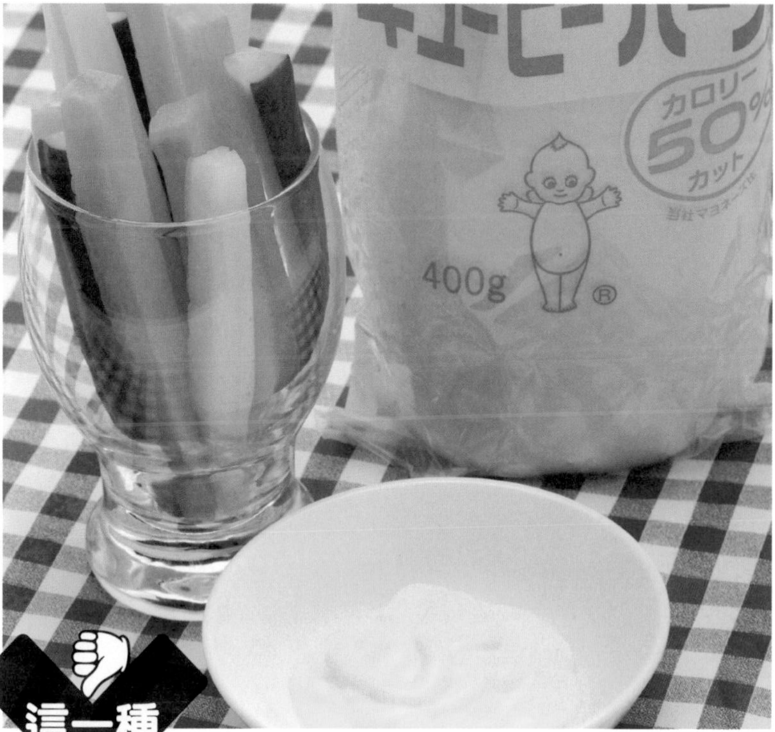

這一種
不行

Q 比 HALF

（Q 比）

食用植物油脂（含有大豆）、雞蛋、釀造醋（含有蘋果）、食鹽、砂糖類（砂糖、水飴）、增黏多糖類、調味料（胺基酸等）、香辛料、大豆水解蛋白、香辛料萃取物

一共有30種，雖然具毒性的不多，但其中有一些具有致癌性，或者可能造成胎兒畸形。因為只標示「增黏多糖類」，無法得知究竟是添加了哪一些。

食用上沒有什麼大問題。只是比起其他製品，添加物的種類較多，尤其是使用了增黏多糖類，令人不安的要素頗多。

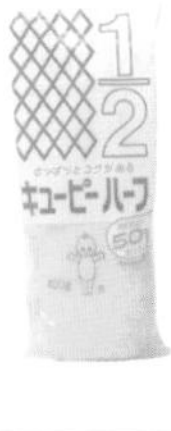

美乃滋

【Q比美乃滋】當中使用的調味料（胺基酸等），主要一定就是L－麩酸鈉。L－麩酸鈉原本是昆布當中含有的成分，現在則是以甘蔗等爲原料加以發酵而成。

在動物實驗中幾乎沒有發現毒性。只是，一次攝取大量，有些人的臉、肩膀、手臂會出現灼熱感，甚至有心悸的症狀。

而【Q比HALF】當中的增黏多糖類，是一種萃取自樹汁、豆類、海藻、細菌等、具有黏性的多糖類。全部一共有三十種，雖然具毒性的不多，但其中有一些具有致癌性，或者可能造成胎兒畸形。但商品只標示「增黏多糖類」，無法得知究竟是添加了哪一些。這個商品減少了脂肪，將卡路里降到只有一半，卻又畫

PURE SELECT 美乃滋

（味之素）

勉強OK！

和【Q比美乃滋】一樣，所添加的調味料（胺基酸等）是唯一需要擔心的地方。除此之外，添加物的數量不多，也沒見到有問題的成分。

食用植物油脂（菜籽油、大豆油）、雞蛋、糖類（水飴、砂糖）、釀造醋（葡萄醋、穀物醋）、食鹽、調味料（胺基酸等）、檸檬汁、香辛料

蛇添足地使用了增黏多糖類。

【日清 美乃滋淋醬】當中添加的增稠劑玉米糖膠，是從野油菜黃單胞菌培養液取得的多糖類。連續二十三天給予五位健康男性每天服用十·四~十二·九公克（分三次）玉米糖膠，發現在血液、尿液、免疫力、好的膽固醇等並未有任何影響，總膽固醇則減少了百分之十。依照這個結果，玉米糖膠這種多糖類對人體應該不會有不良的影響。

此外，這個產品沒有添加雞蛋，不含有膽固醇，於是也成爲一個賣點。只是，不受大家喜愛的膽固醇其實是製造細胞膜與荷爾蒙不可或缺的原料，攝取過多當然不好，但也請大家不要誤會它了。

日清 美乃滋淋醬

（日清 OilliO Group）

勉強OK！

雖然添加了調味料（胺基酸等）與β胡蘿蔔素，但都不是高危險性的添加物。

食用植物油脂、釀造醋、還原水飴、食鹽、修飾澱粉、濃縮洋梨汁、增稠劑（玉米糖膠）、調味料（胺基酸等）、濃縮紅蘿蔔汁、蔬菜萃取物、酵母萃取物、β胡蘿蔔素、香辛料

沙拉醬

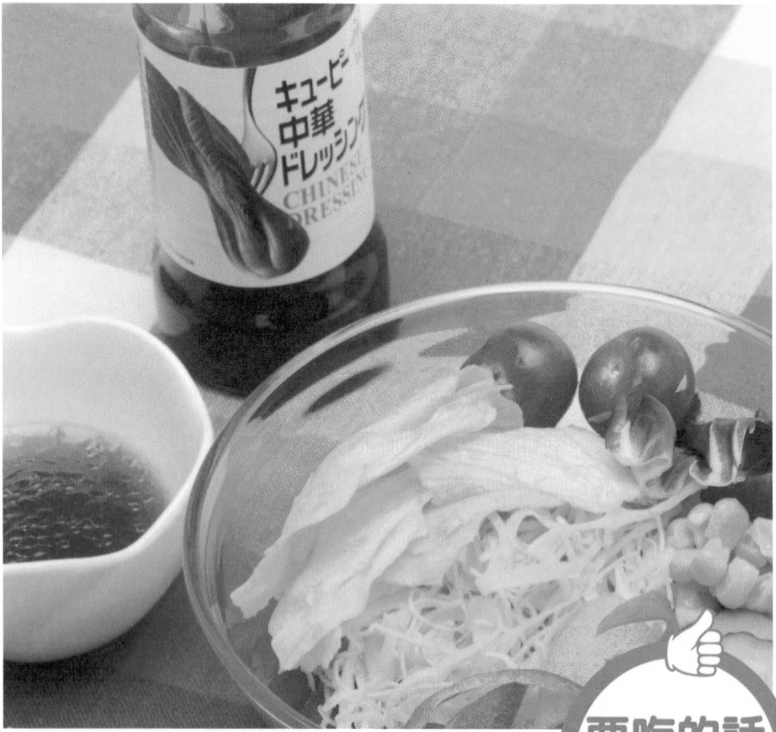

要吃的話
請選這個

Q 比中式沙拉醬

（Q 比）

食用植物油脂、醬油、釀造醋、高果糖玉米糖漿、米發酵調味料、檸檬汁、食鹽、雞肉萃取粉、調味料（胺基酸等）、帆立貝萃取粉、香辛料萃取物、增稠劑（玉米糖膠）、雞肉萃取物、（部分原料含有奶類、小麥）

一次攝取大量，有些人的臉部、肩膀、手臂會出現灼熱感或心悸的症狀。

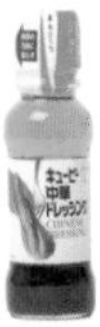

不知道使用了哪些香料讓人略感不安，但香味頗溫和。其中添加了調味料（胺基酸等），注意不要吃過量。

為了健康所做的生菜沙拉，
也有可能因為沙拉醬而前功盡棄。

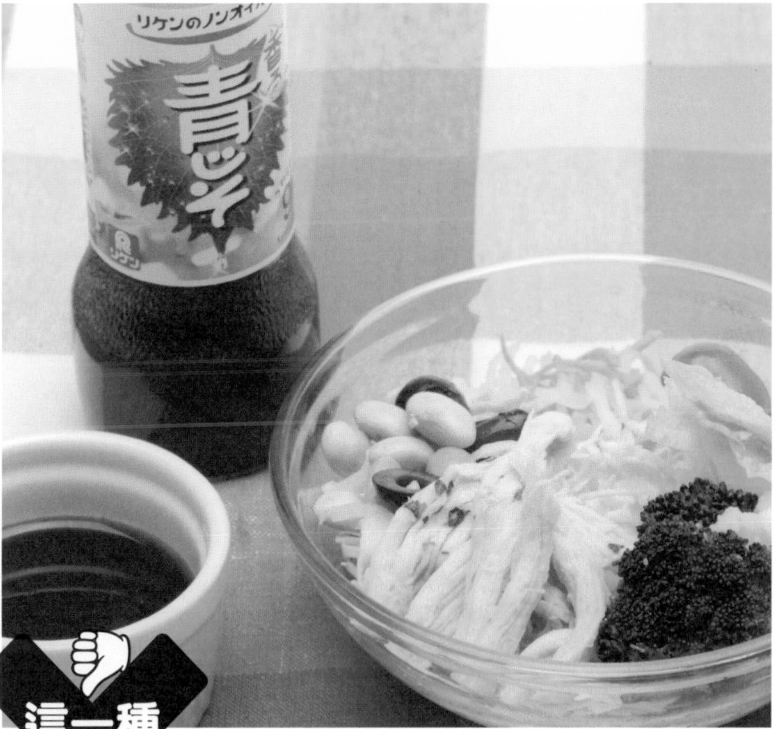

這一種不行

理研 香紫蘇無油沙拉醬

（RIKEN VITAMIN）

酸味劑、香料、增黏多糖類，甚至還有合成甜味劑蔗糖素，當然NG。為了孩子的未來著想，千萬不要吃這種東西。

醬油、釀造醋、糖類（高果糖玉米糖漿、水飴、砂糖）、酒精、大豆水解蛋白、帆立貝萃取物、梅肉、調味料（胺基酸等）、食鹽、蘋果、檸檬汁、調味料、柴魚萃取物、香料、增黏多糖類、青紫蘇、洋蔥萃取物、紫蘇水、香辛料萃取物、紫蘇萃取物、甜味劑（蔗糖素）、（部分原料含有小麥、雞肉、豬肉）

有機氯化合物的一種，有可能造成免疫功能低落。

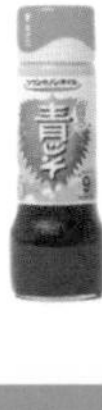

沙拉醬

吃生菜沙拉幾乎一定會使用沙拉醬，但大部分製品都含有油脂，不少人因爲「卡路里太高」而卻步。

爲了抹去這種既定印象，廠商於是推出添加了低卡路里甜味劑的製品。

【理研　香紫蘇無油沙拉醬】當中就添加了蔗糖素。這個成分之前已經重複強調過好幾次，它是一種有機氯化合物，有可能造成免疫功能的低落，敬而遠之才是上上之策。

【和風洋蔥沙拉醬】當中則添加了天然的甜味劑甜菊糖。甜菊糖是以產自南美洲的甜菊葉萃取出來的甜味成分。

一九九九年，歐盟以甜菊在體內代謝而成的物質（甜菊醇）

青紫蘇油

（AEON TOPVALU）

勉強OK!

雖然添加了調味料（胺基酸等）與香料，但還算勉強OK。香料的味道溫和，沒有刺鼻的氣味。

高果糖玉米糖漿、醬油（含有大豆、小麥）、釀造醋、食鹽、調味料（胺基酸等）、檸檬汁、發酵調味料、風味調味料（含有小麥、大豆、雞肉）、香料、增稠劑（玉米糖膠）、青紫蘇、紅辣椒

會對雄性動物的精囊產生不良影響為由而未許可使用。之後對於其安全性重新加以檢討，從二〇一一年十二月起，歐盟改以一日每公斤體重限制攝取四毫克以下的但書，開放使用。不過在此還是要提醒大家，不要攝取太多。

其實，沙拉醬是一種不太需要擔心當中的油脂所含卡路里的產品。

沙拉醬因為成分中含有油脂，而且都浮在表層，看起來好像很油，但其實一次使用量（約十五公克）所含的卡路里不過在二十五～五十五卡左右，只要不添加太多，還不至於會攝取過量的卡路里。請大家不要光以視覺來判斷。

和風洋蔥沙拉醬

（7 PREMIUM）

勉強OK！

玉米糖膠沒有問題，但因為添加了甜味劑甜菊糖，小心不要攝取過量。

釀造醋、食用植物油脂、醬油、洋蔥、砂糖、食鹽、柴魚高湯、調味料（胺基酸等）、香味食用油、香辛料、乾香菇、增稠劑（玉米糖膠）、甜味劑（甜菊糖）、香辛料萃取物、（部分原料含有小麥、蘋果）

調味醬

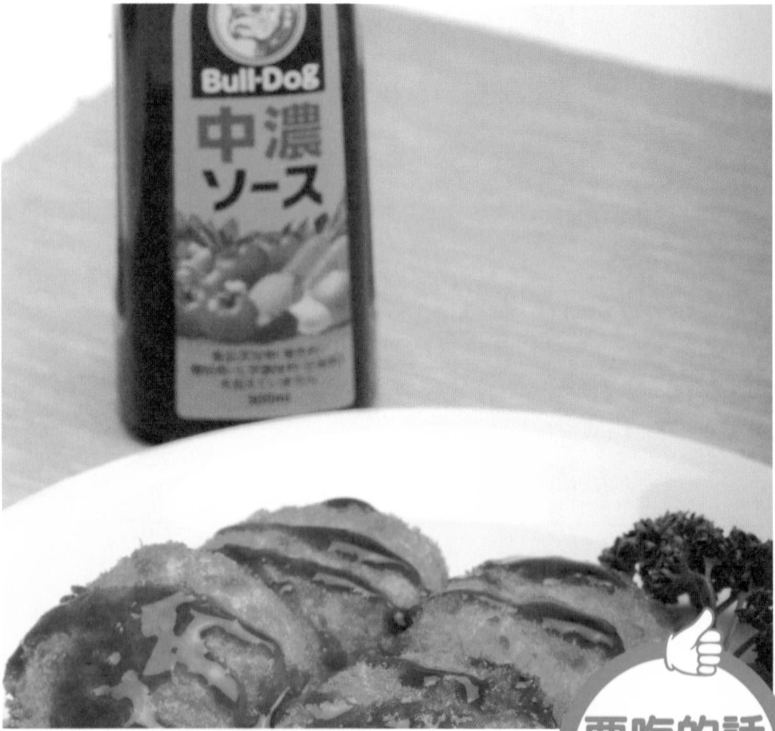

要吃的話
請選這個

牛頭犬 中濃調味醬

（Bull–Dog）

蔬菜・水果（番茄、黑棗、蘋果、檸檬、紅蘿蔔、洋蔥）、釀造醋、糖類（高果糖玉米糖漿、砂糖）、食鹽、澱粉、香辛料、酵母萃取物

沒有添加焦糖色素與調味料（胺基酸等），因此○。同公司的【烏斯特黑醋醬】也一樣，可以放心使用。

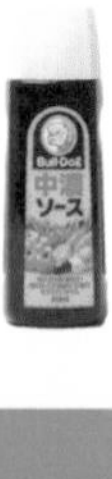

判斷調味醬是否安全的方法就是
看看有無添加焦糖色素與調味料（胺基酸等）。

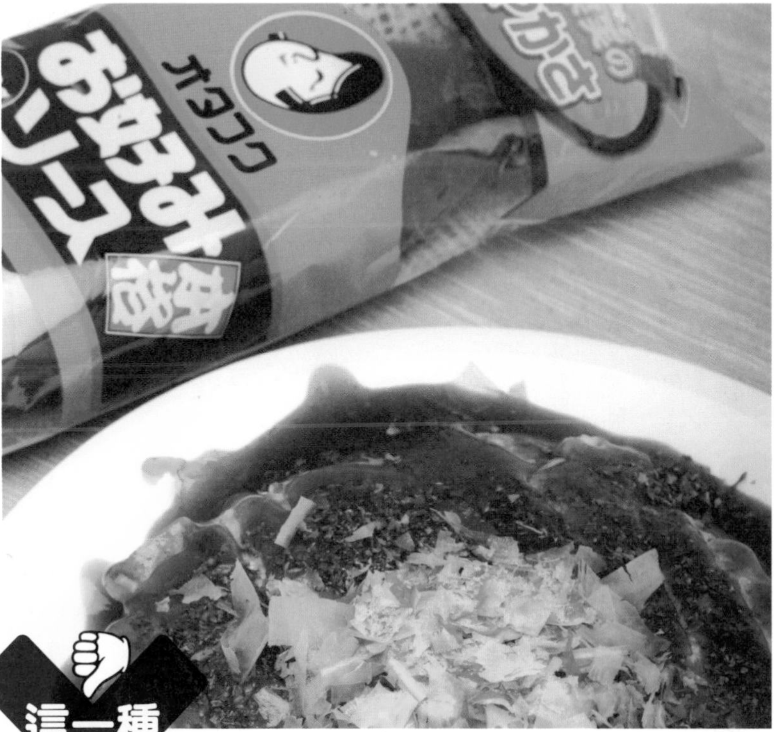

這一種
不行

OTAFUKU 大阪燒調味醬

（OTAFUKU SAUCE）

添加了焦糖色素，還是不要吃較好。此外，調味料（胺基酸等）也會形成帶有刺激性的獨特味道。

蔬菜．水果（番茄、椰棗、洋蔥、蘋果、其他）、糖類（高果糖玉米糖漿、砂糖）、釀造醋、胺基酸液、食鹽、酒精、醬油、香辛料、牡蠣萃取物、肉類萃取物、酵母萃取物、昆布、大豆水解蛋白、香菇、增稠劑（修飾澱粉、增黏多糖類）、調味料（胺基酸等）、焦糖色素、（部分原料含有小麥、大豆、雞肉、豬肉、桃子、蘋果）

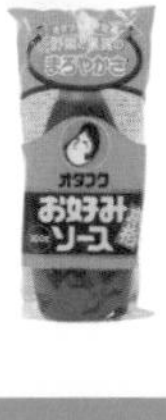

一次攝取大量，有些人會出現灼熱感或心悸的症狀。

四種當中有兩種具有致癌物質。不過只標示使用了「焦糖色素」，無從得知究竟是添加了哪一種。

調味醬

餐桌上一定要有的調味料之一就是調味醬，但有些產品實在不值得推薦。

【OTAFUKU 大阪燒調味醬】就是其中之一。因爲裡頭添加了能夠強調深咖啡色的焦糖色素。調味醬原本應該是要利用蘋果、番茄、洋蔥等發酵後自然孕育出獨特的風味與褐色色澤，廠商卻抄捷徑，以添加焦糖色素的方式讓調味醬呈現咖啡色。而且這個產品還添加了調味料（胺基酸等），形成一股帶刺激性的獨特味道。所謂的「椰棗」則是棗椰樹的果實。

【牛頭犬 中濃調味醬】當中既沒有焦糖色素，也沒有添加調味料（胺基酸等）。同公司的【烏斯特黑醋醬】與【炸豬排

KIKKOMAN 好美味調味醬 中濃

（KIKKOMAN 食品）

這個也OK！

和【牛頭犬 中濃調味醬】一樣，這個產品可以吃，沒問題。沒有焦糖色素與調味料（胺基酸等），讓人很放心。

蔬菜・水果（番茄、蘋果、洋蔥、其他）、釀造醋、砂糖、食鹽、澱粉、香辛料、酵母萃取物

醬】也一樣。其實，以前牛頭犬的調味醬也有添加焦糖色素，二〇〇六年開始才不再添加。原本製作調味料就沒有添加焦糖色素，但是焦糖色素卻有安全上的問題，應該是考慮到這一點，才轉變製作方法吧。至於沒有使用防腐劑卻能夠在常溫下長時間保存，是因爲添加了具有殺菌效果的釀造醋。

【KIKKOMAN 好美味調味醬 中濃】同樣沒有添加焦糖色素與調味料（胺基酸等），這一點與【牛頭犬 中濃調味醬】是一樣的。製作材料也非常類似，從安全性的角度來看應該差不多。消費者不妨從價位與味道來挑選喜歡的商品吧。

AEON TOPVALU的【大阪燒調味醬】雖然也沒有使用焦糖色素，但有添加調味料（胺基酸等）。

大阪燒調味醬

（AEON TOPVALU）

勉強OK！

雖然使用了調味料（胺基酸等）與修飾澱粉、增黏多糖類，但沒有高危險性的添加物，勉強OK。

蔬菜・水果（蘋果、番茄、洋蔥、椰棗）、糖類（砂糖、高果糖玉米糖漿）、釀造醋、醬油（含有大豆、小麥）、食鹽、玉米粉、發酵調味料、柴魚萃取物、牡蠣萃取物、麥芽糊精、蔬菜萃取物、增稠劑（修飾澱粉、增黏多糖類）、調味料（胺基酸等）、香辛料萃取物

冷凍可樂餅

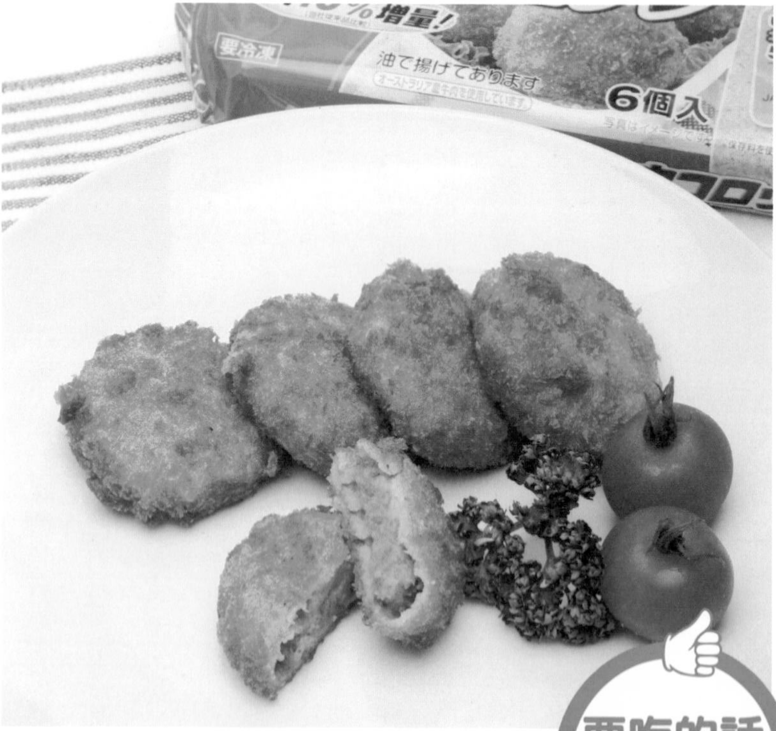

要吃的話
請選這個

香脆麵衣牛肉可樂餅

（NICHIREI FOODS）

蔬菜（馬鈴薯、洋蔥）、牛肉、砂糖、醬油、麵粉加工品、植物性蛋白粒、麵包粉、牛油、味醂、食鹽、牛肉高湯、香辛料、醬油加工品、麵衣（麵包粉、植物油、雞蛋白粉）、炸油（大豆油、菜籽油）、修飾澱粉、增稠劑（玉米糖膠）

在人體實驗中，在血液、尿液、免疫力、好的膽固醇等並未有任何影響，總膽固醇則減少了10%。對人體幾乎沒有不良的影響。

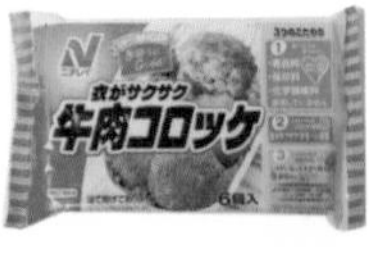

要讓孩子吃的話請選這個。增稠劑玉米糖膠對人體也沒有不良的影響，大可放心。

便當配菜的常客。
購買的時候要注意什麼比較安全？

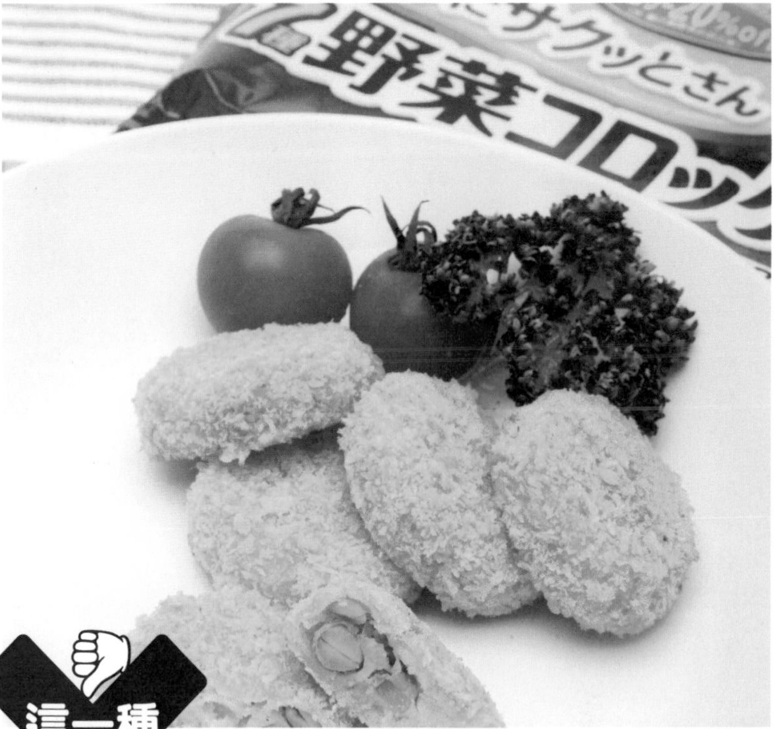

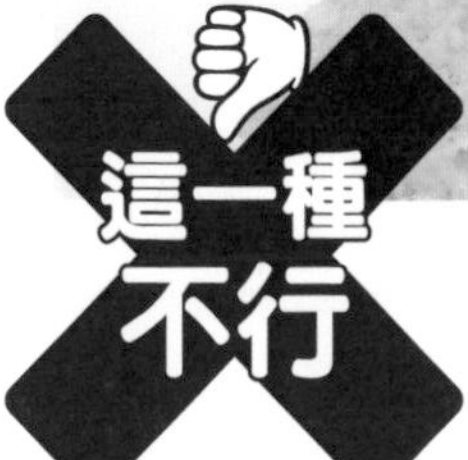

不油炸香酥先生 7 種蔬菜可樂餅（味之素冷凍食品）

使用了亞硝酸鈉因此NG。雖然是為了讓培根顯現出美麗的粉紅色澤而添加，但因為危險性高，還是能免就免。

蔬菜（馬鈴薯、洋蔥、甜玉米、蓮藕、慈菇、毛豆、紅蘿蔔）、馬鈴薯粉、砂糖、培根、麵包粉、豬油、植物油、醬油、食鹽、大豆水解蛋白、香辛料、雞蛋白粉、麵衣（麵包粉、植物油脂、風味油、豬油、麵粉、米粉加工品、大豆蛋白粉、食鹽、以牛奶等為主原料的食品、香辛料、大豆粉）、修飾澱粉、海藻糖、調味料（胺基酸等）、pH調整劑、焦糖色素、乳化劑、紅椒色素、增稠劑（玉米糖膠）、磷酸鹽（鈉）、維他命B_1、顯色劑（亞硝酸鈉）、煙燻香料、（其他含有來自豬肉之原料）

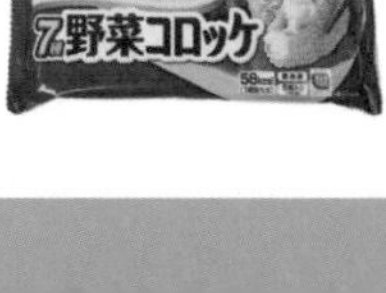

會與肉類當中富含的胺產生反應，變化成致癌物質亞硝胺。

冷凍可樂餅

冷凍食品當中最受歡迎的就是可樂餅，但因爲有些產品添加了顯色劑亞硝酸鈉或者是焦糖色素，一定要注意。

【不油炸香酥先生　7種蔬菜可樂餅】當中有七種蔬菜，看起來應該有益健康才是。

但是其中含有培根，裡面添加了亞硝酸鈉。既然是可樂餅，老老實實加絞肉就好了，但廠商不知道爲何要添加培根這種高危險性的東西，難道是爲了圖方便嗎？

【香脆麵衣牛肉可樂餅】裡面的添加物有修飾澱粉與增稠劑玉米糖膠。

玉米糖膠是從野油菜黃單胞菌培養液取得的多糖類。連續

一口南瓜可樂餅

（TABLE MARK）

勉強OK！

沒有具體標示出使用了何種香料，讓人不太放心，但倒是不含高危險性的添加物。

蔬菜（馬鈴薯、蒸南瓜、南瓜）、麵包粉、砂糖、異麥芽寡糖漿、奶類加工品、酥油、植物油脂、牛奶、鮮奶油、馬鈴薯粉、食鹽、醬油粉、麵衣（麵包粉、芝麻、植物油脂、大豆粉、植物性蛋白粉、澱粉分解物、異麥芽寡糖）、油炸油（棕櫚油）、修飾澱粉、碳酸鈣、環狀寡糖、香料、β胡蘿蔔素

二十三天給予五位健康男性每天服用十・四～十二・九公克（分三次）玉米糖膠，發現在血液、尿液、免疫力、好的膽固醇等並未有任何影響，總膽固醇則減少了百分之十。

按照這個結果，玉米糖膠這種多糖類對人體應該不會有負面的影響。

【一口南瓜可樂餅】與【廣島吳海軍 豬肉馬鈴薯咖哩可樂餅】當中所使用的β胡蘿蔔素是一種番茄、辣椒、橘子等植物當中原本就含有的橘色色素，沒有安全上的問題。

不過，可樂餅畢竟是油炸食品，含有不好的過氧化脂質。過氧化脂質會隨著時間而增加，這是油炸品的宿命，就算冷凍也是一樣。因此最好趁早食用完畢。

廣島吳海軍 豬肉馬鈴薯咖哩可樂餅

（Maruha Nichiro 食品）

不要吃較安心！

裡面有好幾種讓人不放心的添加物，其中問題最大的就是焦糖色素。因為有些焦糖色素具有致癌性。

炸薯條、蔬菜（馬鈴薯、洋蔥、紅蘿蔔）、黏著劑（麵包粉、豬脂、山藥）、砂糖、醬油、植物油脂（玉米油、芝麻油）、植物性蛋白粒、麵粉、酸甜醬、牛肉、咖哩粉、寡糖、食鹽、咖哩粉調味料、牛肉風味調味料、香味油、麵衣（麵包粉、麵粉、菜籽油、植物性蛋白粉、大豆粉、高果糖玉米糖漿、寡糖、食鹽）、油炸油（棕櫚油、菜籽油）、修飾澱粉、甜味劑（山梨醇）、調味料（胺基酸等）、乳化劑、烘焙粉、著色劑（焦糖色素、β胡蘿蔔素）、酸味劑、香料、安定劑（玉米糖膠）、（部分原料含有奶類、雞肉、蘋果、明膠）

冷凍煎餃

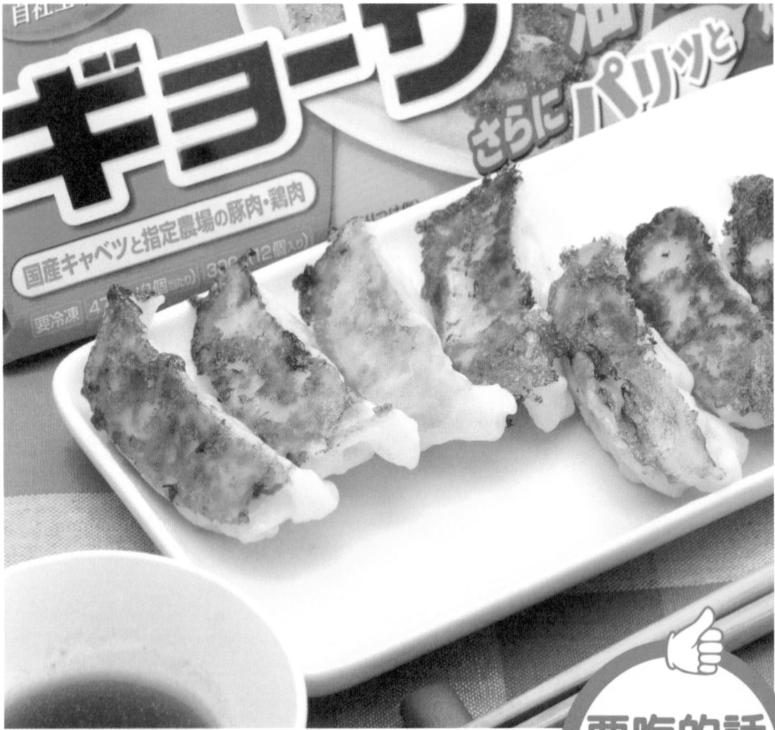

要吃的話
請選這個

煎餃

（味之素冷凍食品）

蔬菜（高麗菜、洋蔥、韭菜、大蒜）、熟食肉（豬肉、雞肉）、豬脂、大豆蛋白粒、蛋白、芝麻油、食鹽、清酒、砂糖、明膠（豬）、蠔油、香辛料、餃子皮（麵粉、菜籽油、米粉、食鹽、澱粉、大豆粉、醬油）、調味料（胺基酸等）、酪蛋白酸鈉、增稠劑（玉米糖膠）、卵磷脂、（部分原料含有奶類）

根據動物實驗，曾經有造成中毒死亡的案例，但那是因為含有大量的鈉。若作為添加物微量使用，應該沒什麼問題。

一次攝取大量的調味料（胺基酸等），有些人的臉部、肩膀、手臂會出現灼熱感或心悸的症狀。令人在意的就只有這一點。

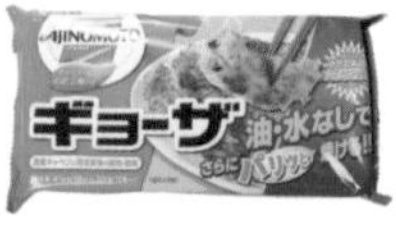

做起來費時，食用上卻相當方便。
媽媽做飯很輕鬆，但孩子的健康又該如何把關？

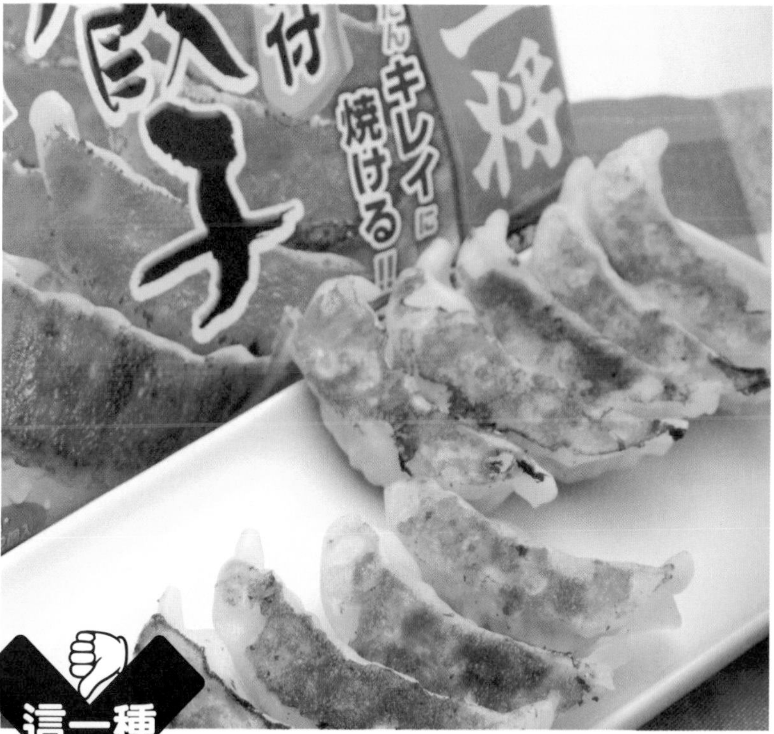

這一種不行

大阪王將 附調味醬煎餃

（EAT &）

添加了焦糖色素，還是不要吃比較好。焦糖色素一共有四種，當中兩種具有致癌物。

蔬菜（高麗菜、大蒜、薑）、熟食肉（雞肉、豬肉）、豬脂、植物性蛋白粒（大豆）、醬油、芝麻油、中式風味調味料、砂糖、豬骨高湯、麵包粉、食鹽、胡椒、餃子皮（麵粉、食用油、植物油脂、小麥澱粉、大豆粉、食鹽、水飴混合高果糖玉米糖漿）、修飾澱粉、調味料（胺基酸等）、木糖、酪蛋白酸鈉、（部分原料含有奶類、米）、調味醬［釀造醋、醬油、大豆水解蛋白、高果糖玉米糖漿、食鹽、辣油、魚露、辣椒、焦糖色素、增稠劑（玉米糖膠）、香辛料、紅椒色素、（部分原料含有小麥、大豆、魚貝類、米）］

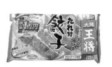

冷凍煎餃

超市裡陳列著味之素冷凍食品的各種【煎餃】產品，爲了對抗這種一面倒的情況，於是也出現了【大阪王將 附調味醬煎餃】。

這個產品的特色是附加了調味醬。可惜的是調味醬中添加了焦糖色素。

焦糖色素有可能含有致癌的4－甲基咪唑，因此，最好盡量避免購買只標示「焦糖色素」的產品。

此外，之前已經解釋過，增稠劑玉米糖膠是從野油菜黃單胞菌培養液取得的多糖類。從它的來源以及人體實驗的結果來看，對人體幾乎沒有不良的影響。

煎餃

（AEON TOPVALU）

勉強OK！

添加了調味料（胺基酸等）、乳化劑等，讓人有點不放心。至於增稠劑玉米糖膠則沒有安全上的問題。

蔬菜［高麗菜（日本產）、洋蔥、韭菜、薑、大蒜］、熟食肉（豬肉、雞肉）、豬脂（日本產）、大豆蛋白粒、食鹽、植物油脂、雞高湯、清酒、砂糖、植物性蛋白（含有小麥）、蠔油、白胡椒、餃子皮［麵粉、植物油脂（含有大豆）、油脂粉、還原水飴、食鹽、葡萄糖、大豆蛋白粉］、修飾澱粉、調味料（胺基酸等）、增稠劑（玉米糖膠）、乳化劑

「植物性蛋白粒」乃是以日本農林水產省頒布的日本農林規格所訂定的名稱爲基準，屬於食品類。相同規格的「植物性蛋白」是將大豆等榨油用的種子或其脫脂物，以及小麥等穀類的粉末施以加工處理，提升其蛋白質含有率，超出率有百分之五十以上。而將之顆粒化的物品，就稱爲植物性蛋白粒。

味之素冷凍食品的【煎餃】中，並未含有焦糖色素。

酪蛋白酸鈉是將牛奶當中含有的一種蛋白質——酪蛋白與鈉結合之後的產物。黏稠劑則是爲了使成分更安定而添加的物質。

在動物實驗中，雖然曾經出現過中毒死亡的案例，但那是在給予大量鈉的情形下。如果是當成添加物微量使用，應該不會有問題才是。

冷凍義大利麵

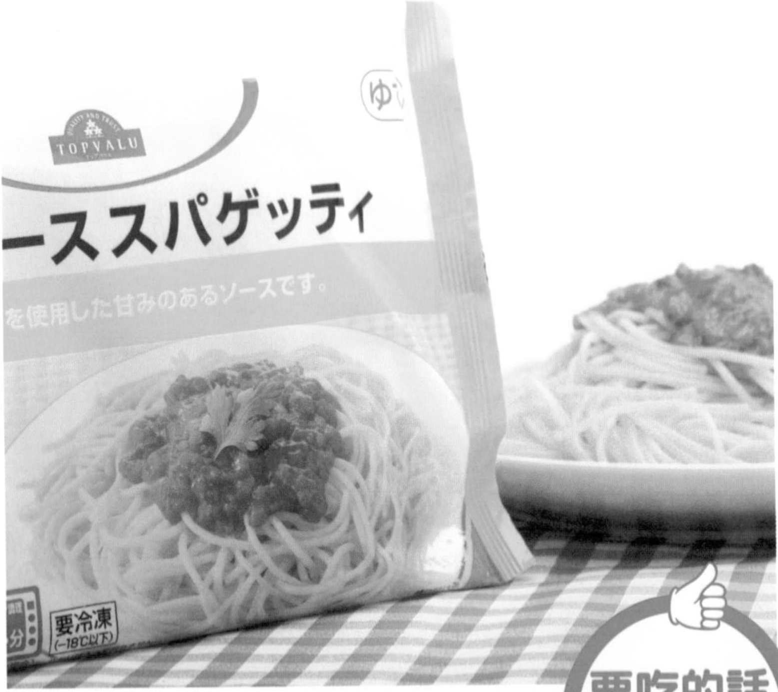

要吃的話請選這個

肉醬義大利麵

（AEON TOPVALU）

麵條（杜蘭小麥粗粒麵粉）、番茄糊、洋蔥（日本產）、砂糖混合高果糖玉米糖漿、牛肉（澳洲）、紅蘿蔔、食鹽、豬脂、麵粉、香辛料、雞肉萃取物（含有豬肉、小麥、奶類、大豆、蘋果）、蔬菜調味油（含有豬肉、大豆、小麥）、調味料（胺基酸等：含有小麥、大豆）、增稠劑（修飾澱粉）、紅椒色素、香料、抗氧化劑（維他命E、迷迭香萃取物）

萃取自迷迭香的葉子或花朵。迷迭香本身可食用，因此沒有安全上的問題。

萃取自辣椒的色素，沒有安全上的問題。

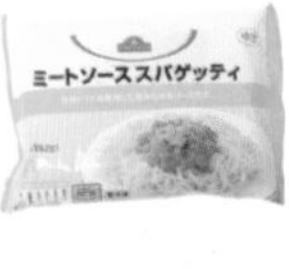

不知道使用了哪些香料讓人略感不安，但香味頗溫和。其中添加了調味料（胺基酸等），注意不要吃過量。

拿坡里與肉醬，
你知道哪一種才是安全的義大利麵？

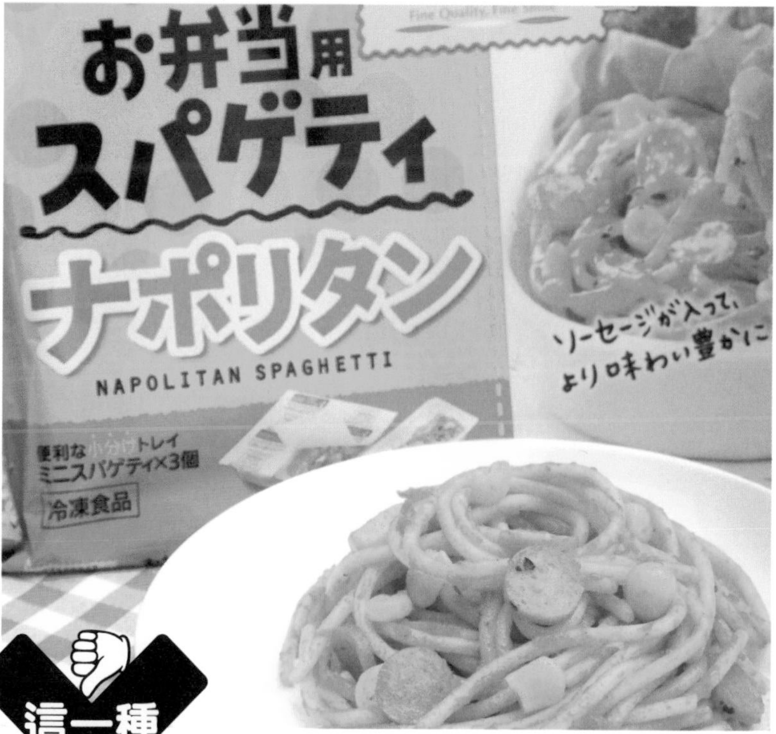

這一種
不行

媽媽做便當用
拿坡里義大利麵（日清食品）

使用了顯色劑亞硝酸鈉及焦糖色素，千萬不要吃。亞硝酸鈉有可能變化成具致癌性的亞硝胺。

義大利麵條（杜蘭小麥粗粒麵粉）、番茄醬、蔬菜（洋蔥、玉米、紅蘿蔔、大蒜）、植物油脂、番茄糊、香腸、砂糖、食鹽、香味油、烏斯特黑醋醬、麵粉、香辛料、雞高湯、調味料（胺基酸等）、修飾澱粉、增黏多糖類、磷酸鈉、焦糖色素、顯色劑（亞硝酸鈉）、（其他含有來自雞蛋、奶類、大豆、豬肉之原料）

四種當中有兩種具有致癌物質。不過只標示使用了「焦糖色素」，無從得知究竟是添加了哪一種。

毒性極強的化學物質，有可能變成具致癌性的亞硝胺。

冷凍義大利麵

最經典的義大利麵口味就是拿坡里與肉醬。拿坡里義大利麵中使用的火腿或香腸因為添加了顯色劑亞硝酸鈉，於是也成了問題。

【媽媽做便當用 拿坡里義大利麵】就是如此。添加的火腿分量不多，或許有些人認為如此攝取的亞硝酸鈉應該也不多，但是它還是有可能變化成致癌的亞硝胺。致癌物因為沒有閾值（即臨界值，在此值以下為安全值），最好還是避免攝取。

此外，當中還添加了焦糖色素，它也可能產生致癌的4－甲基咪唑。由此看來，這個商品還是跳過比較保險。

而【肉醬義大利麵】因為沒有添加火腿或香腸，因此不會含有亞硝酸鈉。

AEON TOPVALU的【肉醬義大利麵】中所使用的抗氧化劑迷迭香萃取物，乃是萃取自迷迭香的葉子或花朵。迷迭香本身就可食用，因此沒有安全上的問題。

紅椒色素（辣椒色素）是一種萃取自辣椒的色素，這個也不會有問題。只是無法看出香料是添加哪些成分，這一點讓人不太放心。

此外，「雞肉萃取物」「蔬菜調味油」這些經常看到的添加物也看不出來原始成分，不免使人心生疑慮。既然是添加到食品中的添加物，就應該標示出添加物的名稱才是。

加了油炸茄子的肉醬麵

（日清食品）

不要吃較安心！

酸味劑、調味料（胺基酸等）等成分都讓人不太放心，最讓人害怕的就是焦糖色素，因為它含有致癌物質。

麵條（杜蘭小麥粗粒麵粉）、洋蔥、番茄糊、牛肉、油炸茄子、砂糖、植物油脂、食鹽、豬脂、紅蘿蔔、紅酒、大蒜、香辛料、增稠劑（修飾澱粉）、調味料（胺基酸等）、焦糖色素、酸味劑、（部分原料含有大豆）

終章特集①
一直無法得知的漢堡製作原料

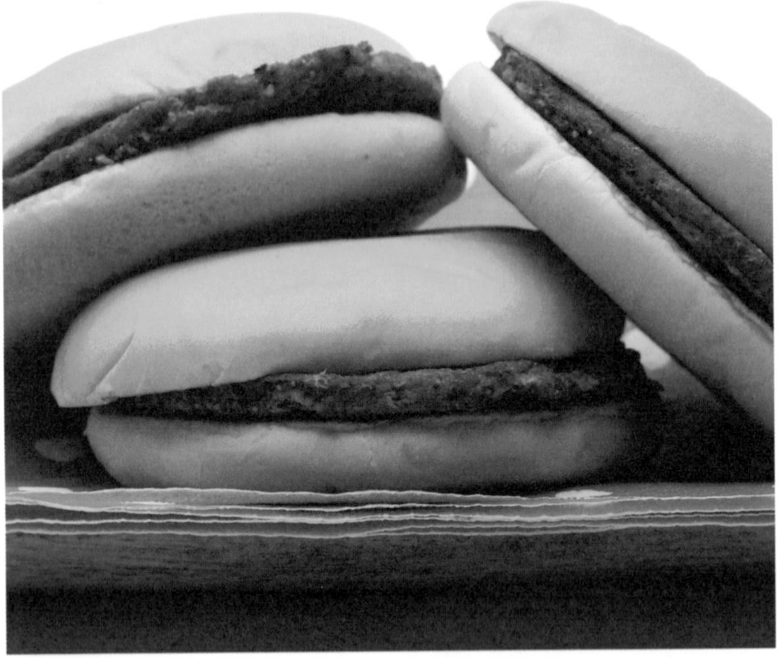

漢堡

（日本麥當勞）

〈一般漢堡麵包〉麵粉、高果糖玉米糖漿、麵包酵母、酥油、食鹽、乳化劑、防腐劑、麵包改良劑、維他命C、植物性蛋白質 〈芥末醬〉芥末、釀造醋、食鹽、砂糖、香辛料、著色劑 〈番茄醬〉番茄、糖類（高果糖玉米糖漿、水飴）、釀造醋、食鹽、洋蔥、香辛料 〈洋蔥〉洋蔥 〈醃漬黃瓜〉小黃瓜、醃漬原料（食鹽、釀造醋）、香辛料、乳酸鈣、磷酸鹽（鈉）、防腐劑（己二烯酸鉀）、薑黃色素、明礬 〈漢堡肉〉牛肉

漢堡

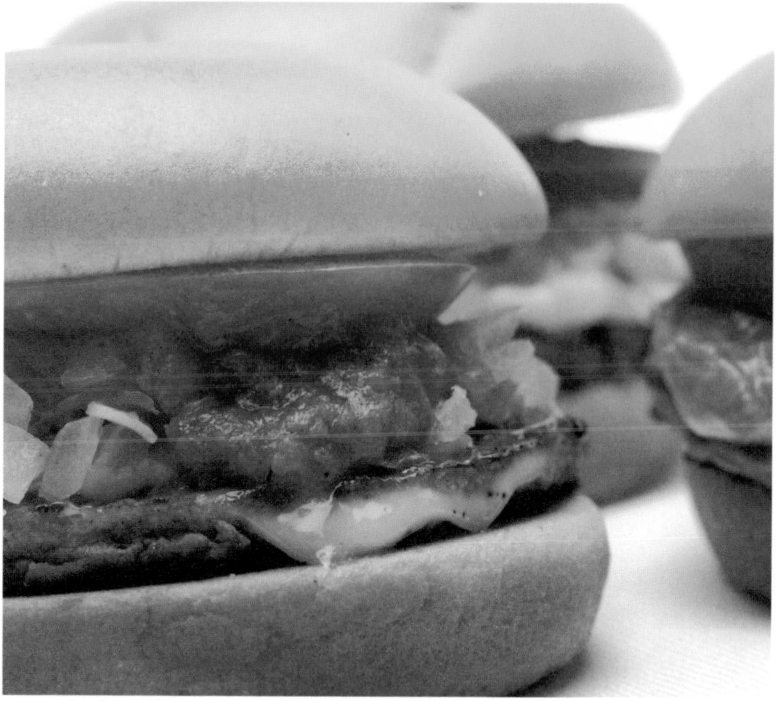

摩斯漢堡

（MOS FOOD SERVICES）

〈漢堡麵包〉麵粉、砂糖混合高果糖玉米糖漿、酥油、油脂加工品、麵包酵母、植物性蛋白、食鹽、發酵風味劑、麥芽萃取物、乳化劑、麵包改良劑、香料、維他命C、（部分原料含有奶類、大豆）　〈漢堡肉〉熟食肉（牛肉、豬肉）、植物性蛋白粒、洋蔥、麵包粉、牛脂、牛奶、食鹽、香辛料、砂糖、蔬菜高湯粉、修飾澱粉、調味料（胺基酸等）、焦糖色素、酸味劑、（部分原料含有大豆）　〈肉醬〉蔬菜（洋蔥、番茄、紅蘿蔔、芹菜）、番茄糊、雞骨高湯、植物性蛋白粒、砂糖、釀造醋、植物油脂（菜籽油、棕櫚油）、食鹽、牛肉、豬肉、濃縮番茄、香辛料、麵粉、奶油、脫脂奶粉、紅酒、蔬菜加工品、牛肉香味調味料、麥芽糊精、大豆水解蛋白、酵母萃取物、萃取物、增稠劑（修飾澱粉）、調味料（胺基酸等）、焦糖色素、香辛料萃取物、（部分原料含有大豆、蘋果、明膠）　〈美式芥末醬〉釀造醋、芥末、水飴、食鹽、薑黃色素、（部分原料含有蘋果）　〈美乃滋〉食用植物油脂（菜籽油、大豆油、玉米油、棕櫚油）、雞蛋、糖類（水飴、砂糖）、釀造醋、食鹽、調味料（胺基酸等）、檸檬汁、香辛料萃取物

漢堡

小孩子最喜歡吃漢堡了，但買回來的漢堡麵包的包裝紙上卻完全沒有標示使用的原料。這是因爲在店內料理、不需要放入容器內販售的食品，可以免去標示原料（包括添加物）。不過應該還是有許多人「希望知道究竟是使用哪些東西做成的」吧。

於是我前往日本麥當勞、摩斯漢堡以及儂特利詢問使用的原料名稱。日本麥當勞以及摩斯漢堡都告訴了我使用的原料內容，儂特利則是基於「所有原料來自各個不同的廠商，很難一一回答」的理由，無法告知。這種無法老實向消費者公開資訊的做法實在很有問題。

因此，我們就來看看日本麥當勞以及摩斯漢堡的產品吧。

首先是日本麥當勞的【漢堡】。普通漢堡麵包中比較令人在意的是「防腐劑」。雖然沒有具體名稱，但應該是防腐效果高的物質。防腐劑主要是爲了抑制黴菌及細菌的繁殖，但不知會不會對人體造成不好的影響。酥油也讓人有點擔心，一般來說，酥油內平均含有百分之十四左右的反式脂肪酸。一個漢堡麵包裡所含的分量雖然很少，但長期食用所攝取的量也不容忽視。

芥末醬內使用了著色劑，這應該是黃色的薑黃色素。根據大鼠實驗的結果，它會增加罹患肝癌的機率。

醃漬物使用了合成防腐劑己二烯酸鉀，這個東西的問題最大。因爲它會引起細胞的染色體異常，失去DNA的修復能力。此外，在連續八十天餵食大鼠含有百分之一或百分之二己二烯酸（己二烯酸鉀是己二烯酸與鉀結合而成）餌食的實驗中，出現了肝臟肥大的情況。在十七個月間餵食小鼠每一公斤〇・〇四公克己二烯酸的實驗中，出現體重增加受到抑制，肝臟、腎臟、精囊縮小的情況。

而摩斯的【摩斯漢堡】，漢堡麵包中添加了酥油及麵包改良劑，這一點與日本麥當勞相同。漢堡肉中的焦糖色素應該是爲了讓肉的色澤更加誘人，但我懷疑眞有必要這麼做嗎？肉醬的部分從增稠劑（修飾澱粉）之後爲添加物，最令人在意的依然還是焦糖色素。美式芥末醬中的薑黃色素也讓人無法放心。

彈牙的口感超受歡迎，但是在安全上很有問題。裡面到底是添加了什麼不好的東西呢？

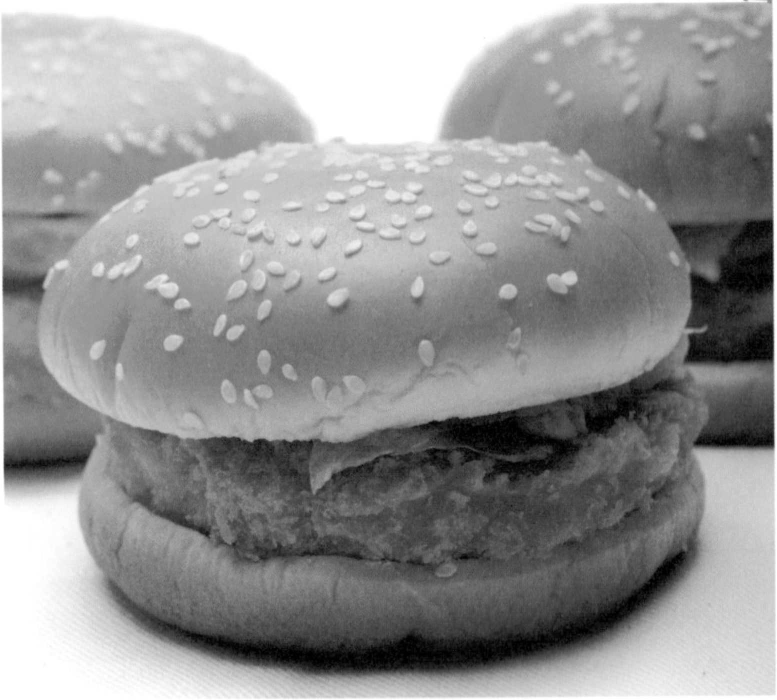

海味揚蝦堡

（日本麥當勞）

〈1／4磅漢堡麵包〉麵粉、高果糖玉米糖漿、麵包酵母、酥油、芝麻、食鹽、乳化劑、麵包改良劑、小麥蛋白、防腐劑、維他命C、〈萵苣片〉萵苣　〈千島醬〉洋蔥、美乃滋、高果糖玉米糖漿、番茄醬、醃漬黃瓜、青椒、釀造醋、食鹽、橄欖、濃縮鳳梨汁、濃縮檸檬汁、增稠劑、調味料、醋酸鈉、甘胺酸、香辛料萃取物、薑黃色素、葡萄糖酸亞鐵　〈芥末醬〉芥末、釀造醋、食鹽、砂糖、香辛料、著色劑　〈蝦排〉蝦、澱粉、砂糖、食鹽、麥芽糊精、蛋白粉、蝦粉、麵衣（麵粉、蛋白粉、玉米粉、植物油脂、麵粉、砂糖、大豆粉、食鹽、植物性蛋白）、修飾澱粉、調味料、pH調整劑、增黏多糖類、麵包改良劑、香料

炸蝦堡

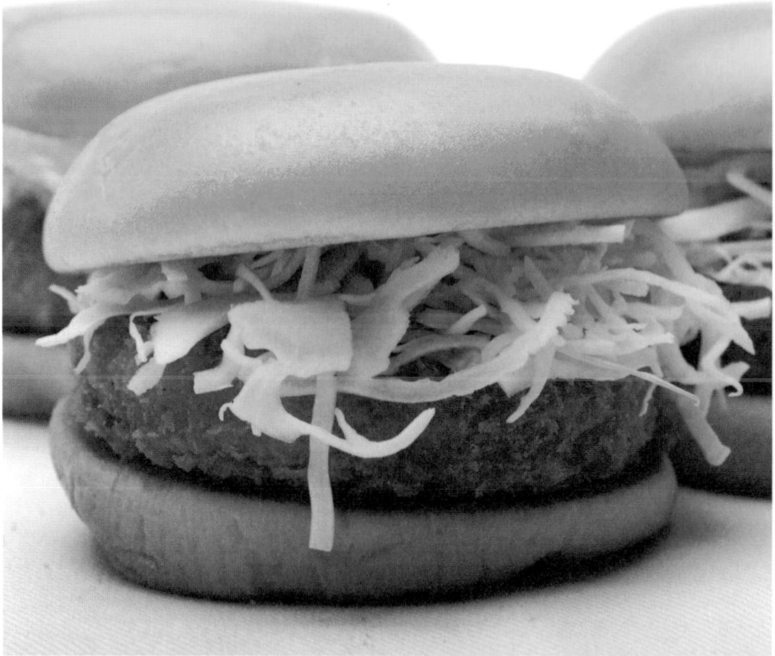

黃金炸蝦堡

（MOS FOOD SERVICES）

〈漢堡麵包〉麵粉、砂糖混合高果糖玉米糖漿、酥油、油脂加工品、麵包酵母、植物性蛋白、食鹽、發酵風味劑、麥芽萃取物、乳化劑、麵包改良劑、香料、維他命C（部分原料含有奶類、大豆）　〈芥末醬〉釀造醋、芥末、還原水飴、食鹽、薑黃色素（部分原料含有蘋果）　〈炸蝦〉蝦、大豆蛋白粉、乾燥蛋白、蝦萃取物、砂糖、食鹽、麵衣（麵包粉、澱粉、麵粉、玉米粉、食鹽、葡萄糖、植物油脂、砂糖、鹹餅乾、麥芽糊精、調味萃取物、植物性蛋白）、修飾澱粉、調味料（胺基酸等）、黏稠劑（增黏多糖類）、海藻糖、（部分原料含有奶類、雞肉、豬肉、明膠）　〈塔塔醬〉美乃滋、以牛奶等為主原料的食品、高果糖玉米糖漿、洋蔥、醃漬黃瓜、釀造醋、蛋白、食鹽、烏斯特黑醋醬、植物油脂、脫脂奶粉、還原水飴、濃縮檸檬汁、乳酪粉、蛋黃粉、麥芽糊精、香辛料、乳蛋白、黏稠劑（修飾澱粉、玉米糖膠）、調味料（胺基酸）、醋酸鈉、甘胺酸、香辛料萃取物、焦糖色素、香料、薑黃色素、明礬、磷酸鹽（鈉）、（部分原料含有大豆）

炸蝦堡

酥脆的麵衣與彈牙的蝦肉博得衆人喜愛的炸蝦堡，其實與漢堡一樣問題多多，不是很值得推薦。

首先是日本麥當勞的【海味揚蝦堡】，四分之一磅漢堡麵包的原料，除了有添加芝麻之外，與一般的漢堡麵包幾乎都是一樣的。

千島醬當中的甘胺酸是一種胺基酸，在大量餵食雞或天竺鼠的實驗中，出現過中毒死亡的案例。

不過，促進睡眠的健康食品當中也有使用甘胺酸，從這麼多人大量攝取甘胺酸卻不曾出現過弊端的狀況看來，應該是對人類無害。

葡萄糖酸亞鐵是營養強化劑的一種，在動物實驗中幾乎不曾出現過毒性。

至於蝦排當中添加的麥芽糊精，是由數個葡萄糖結合而成，屬於食品類，沒有安全上的問題。

其次是摩斯漢堡的【黃金炸蝦堡】，漢堡麵包的原料與【摩斯漢堡】相同。

芥末醬裡含有令人介意的薑黃色素。

塔塔醬內添加了焦糖色素與磷酸鹽（鈉），這樣讓人很不放心。此外也有添加薑黃色素。【黃金炸蝦堡】當中並沒有添加防腐劑、顯色劑、合成著色劑、合成甜味劑等等高危險性的添加物，不過還是有令人擔心的焦糖色素，添加物的數量也很多，這些都是問題。希望日後能夠停止使用焦糖色素，添加物的數量也能盡量減少。

所謂的「植物性蛋白」，是以日本農林水產省頒布的日本農林規格所訂定的名稱爲基準，指將大豆等榨油用的種子或其脫脂物，以及小麥等穀類的粉末施以加工處理、提升其蛋白質含有率，超出率有百分之五十以上者，屬於食品類。「植物性蛋白粒」就是將之顆粒化的產物。

塔塔醬中使用的「以牛奶等爲主原料的食品」，是指在乳脂肪中加入植物性脂肪，添加乳化劑或安定劑混合而成的物品。

香甜好喝非常受孩子們的喜愛。
但是，讓孩子喝之前一定要確認裡面所使用的添加物。

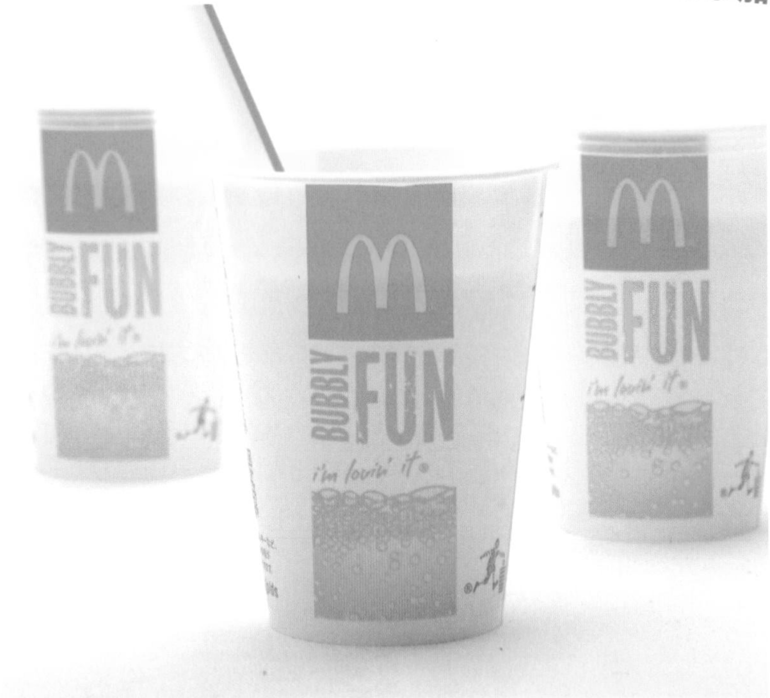

麥當勞香草奶昔

（日本麥當勞）

〈綜合奶昔〉乳製品、砂糖、水飴、麥芽糊精、安定劑、香料　〈香草糖漿〉高果糖玉米糖漿、水飴、砂糖、酸味劑、丙二醇、著色劑、香料

香草奶昔

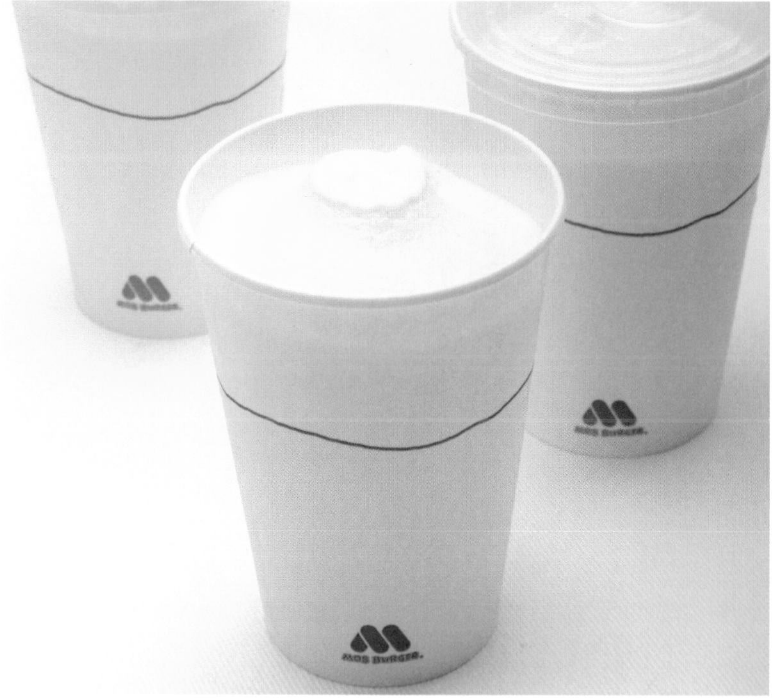

摩斯香草奶昔

（MOS FOOD SERVICES）

糖類（水飴、砂糖）、生乳、乳製品、麥芽糊精、以牛奶等為主原料的食品、安定劑（纖維素、增黏多糖類）、香料、磷酸鹽（鈉、鉀）、乳化劑

香草奶昔

不論去哪一家速食店，一定都看得到奶昔。香甜又好喝，是許多小孩子必點的產品。這裡雖然只能列舉麥當勞與摩斯的奶昔，但這兩者實在都不值得推薦。看看裡面的添加物，使用的成分危險度都差不多，眞的沒辦法跟大家說「這個可以喝沒關係」或「那一種不能喝」（添加物的種類幾乎都一樣）。

首先我們來看看日本麥當勞的【麥當勞香草奶昔】。

一般作爲溶劑使用的丙二醇是不存在於自然界的化學合成物質。它很類似構成脂肪的甘油，在動物實驗中幾乎沒有出現過毒性。

不過，在注射於雞蛋內的實驗中，出現了海豹肢症。

此外裡面還添加了安定劑、酸味劑、著色劑、香料等，卻無法具體說出究竟是使用了哪些內容，畢竟當中也有高危險性的成分，實在讓人很不放心。

等。

其次是【摩斯香草奶昔】，裡面有一般都會添加在冰淇淋內的安定劑、香料、乳化劑

磷酸鹽（鈉、鉀）是簡稱，正式名稱是焦磷酸鈉或偏磷酸鉀。兩者都屬於磷酸鹽，大量攝取會造成血液中的鈣含量降低，有可能導致骨質疏鬆。

此外，在動物實驗中出現明顯的腎臟受損，因此最好避免每天持續攝取。

摩斯食品對於「漢堡」或「奶昔」等所有產品，都盡量使用低農藥的蔬菜等等，算是連鎖漢堡店中會爲了消費者的健康來製作產品的商家，對於原料的問題也都有問必答，態度非常誠懇而實在。

只是，在添加物的使用量多這一點，與日本麥當勞還是差不多。今後，希望他們能夠多爲消費者、尤其是孩子們的健康著想，減少使用添加物。

為了孩子的健康 你應該知道的食品添加物

食品添加物的基礎與標示

食品添加物可分成以石油製品等化學物質合成的添加物（指定添加物），以及萃取自大自然的植物、海藻、昆蟲、細菌的天然添加物（既存添加物）。合成添加物年年增加，直至二〇一三年四月，獲得許可（指定）的品項一共有四百三十二種。許可的天然添加物則有三百六十五種。不論是哪一類，沒有獲得許可者都不可以添加使用。

添加物的定義是：「食品在加工過程或爲了方便加工及保存，以添加、混合、浸潤方式加入食品中的物品。」（日本食品衛生法第四條）也就是說，這是在食品製造過程中添加的物質，很明顯是不同於小麥、米、鹽、糖等食材原料的東西。附帶一提，食品衛生法是一九四七年訂定的法律，是日本食品行政施行的準則。

若是再細分，除了這些添加物，還有一般飲食添加物以及天然香料。一般飲食添加物乃是作爲一般食品添加使用的添加物，可列舉者約有七十種。而天然香料是萃取自大自然的植物或昆蟲的香味成分，可列舉者大概有六百種。不過，不列舉在這些範圍內的也可以添加使用。這一點與之前所說的合成添加物及天然添加物截然不同，而添加物原本的定義，就只有合成添加物及天然添加物。

原則上要標示出物質名稱

我們經常可以聽見人們抱怨「添加物好難懂」。原因之一是麵粉、砂糖等食品原料與添加物全都一起擠在原料表內。原本應該要分開標示，但業者不想被一眼看出裡面有許多添加物，因此不願意這麼做。不過還是有比較簡單的分辨方法。

基於JAS法及食品衛生法，業者有義務標示原料，首先是按照食品原料的使用量多寡依序排列，接著是添加物的使用量多寡依序標示。上圖是【薯條杯 沙拉】的原料表。從「馬鈴薯（無基因改造）」開始到「砂糖」爲止是食品原料。因爲馬鈴薯的使用量最多，因

原料名稱 馬鈴薯（無基因改造）、植物油、脫脂奶粉、食鹽、紅蘿蔔、水飴、麥芽糊精、巴西里、香辛料、砂糖、乳化劑（含大豆）、酪蛋白酸鈉、調味料（胺基酸等）、抗氧化劑（V.C、V.E）、香料

此排第一個，其次是植物油、脫脂奶粉等依序排列。接下來，從「乳化劑（含大豆）」起為添加物，一直到「香料」為止。乳化劑的使用量為多，因此排添加物的第一個，其次是酪蛋白酸鈉、調味料（胺基酸等）等依序排列。也就是說，只要能看出從哪裡開始為添加物，就能一眼看出使用了哪些添加物。

一般來說，修飾澱粉、調味料（胺基酸等）、乳化劑等等添加物的使用量通常較多，因此只要看到它們出現在原料表內，從那裡起為添加物的可能性非常高。此外，一些常見的食品原料後面如果接著出現不常見的「〇〇劑」「〇〇料」等等名稱，也可以確定從那裡開始就是添加物了。最近，在便當等一些產品中，可以看到「部分原料含有大豆」等關於過敏原的標示插入在食品原料及添加物之間。只要熟悉解讀這些標示的方法，大概就能分辨出哪些是食品原料、哪些是屬於添加物了。

食品當中使用的添加物，原則上必須標示出所有物質的名稱。以前

圖爲例，「酪蛋白酸鈉」「調味料（胺基酸等）」「抗氧化劑（V.C、V.E）」等，都標示了物質的具體名稱。除了物質名稱，廠商也有義務一併標示甜味劑、抗氧化劑等用途名稱，稱爲用途名併記。V.C（維他命C）、V.E（維他命E）等標示爲「抗氧化劑（V.C、V.E）」便是這個緣故。甜點、飲料中經常使用的蔗糖素也必須以「甜味劑（蔗糖素）」方式一併標示出用途名稱。像這樣有併記用途名稱義務的添加物如下：

- **抗氧化劑……防止氧化**
- **甜味劑……添加甜味**
- **著色劑……上色**
- **防腐劑……延長保存期限**
- **漂白劑……漂白**
- **顯色劑……預防發黑、保持新鮮色澤**
- **防霉劑……預防發霉或腐敗**

・**黏稠劑（增稠劑、凝固劑、安定劑）以及增黏安定劑……維持稠度或黏性，凝固為果凍狀**

在著色劑的部分，添加物名稱中若有「色」字，可以不需併記用途名稱。例如，「焦糖色素」本身就有「色素」二字，因此就不需要再另行併記用途名稱。因爲並不需要另外註明是著色劑，也能看出它的使用目的。

還有，非常重要的一點是，出現用途名稱併記的添加物，通常都具有強烈的毒性。因此，厚生勞働省規定廠商有義務標示物質名稱併記用途名稱，讓消費者有辦法自行判斷出使用了哪一些添加物。不過並非所有東西都含有劇毒，像抗氧化劑中的「維他命E」「維他命C」，著色劑的「β胡蘿蔔素」等等，都沒有毒性。

概稱是個大漏洞

添加物原則上必須標示出物質名稱，甜味劑、抗氧化劑、著色劑等甚至還要併記用途名稱。這樣我們從原料表內就能具體了解使用了哪些添加物。但事實上並非如此。因爲存在著一個「概稱」大漏洞，大半的添加物都沒有標示出物質名稱。

概稱與用途名稱幾乎相同。請大家再看一次之前的圖表。當中的「乳化劑」「調味料」與「香料」就是使用概稱。乳化劑包括脂肪酸蔗糖酯等等合成物一共有九種，不論使用哪一種都只需要標示「乳化劑」即可。而香料的合成物有一百三十種左右，不論添加哪一種，都可以只標示「香料」。此外像「胺基酸等」，只標示出種類而非物質名稱。

事實上，允許只標示概稱的添加物非常多，列舉如下：

- **乳化劑……讓油與水能夠更容易混合**
- **香料……增添香味**
- **調味料……添加味道**
- **酸味劑……添加酸味**
- **膨脹劑……讓食品膨脹**

・pH調整劑……調整酸鹼度，延長保存期限
・麵包改良劑……讓麵包蓬鬆
・口香糖膠……作為口香糖的基本材料
・口香糖軟化劑……讓口香糖變得柔軟
・豆腐用凝固劑……用來凝固豆漿
・鹼水……增添拉麵的風味與色澤
・苦味劑……添加苦味
・光澤劑……增添光澤
・酵素……來自蛋白質的酵素，能夠展現各種作用

每種概稱當中所屬的添加物大概有幾十種，香料的話甚至多達一百三十種（不包括天然香料）。大部分的添加物都可歸納到允許使用概稱的範圍內，結果許多添加物就只標示概稱，而不是具體的物質名稱。能夠只標示概稱的添加物，大多不具強烈的毒性，因此厚生勞

働省也就默許廠商使用概稱而不必標示出物質名稱。

此外，還有因爲屬於殘留（carry-over）而免除標示添加物的案例。原料中含有的添加物，例如製造米果所使用的醬油當中若添加了防腐劑苯甲酸鈉，由於苯甲酸鈉屬於殘留物，因而能夠免除標示。但就算有這種情況，含於原料中的添加物若會殘留於最終食品內並發揮效果的話，就應該標示出該添加物名稱才對。但還是有產品沒有遵守這樣的規範，具體標示出名稱。

後記

在電車裡，我經常聞到小朋友口中嚼著的口香糖傳來的濃烈香料味。這氣味很類似水果，實際上卻是一種人工的、帶有刺激性，甚至讓人覺得不舒服的味道。孩子們一臉無所謂，我倒是忍不住擔心：「吃香料味這麼重的東西，眞的沒關係嗎？」有些香料的毒性很強，誰知道這些食品當中有沒有添加呢？

食品製造公司的目標是「謀取最大利益」，感覺上他們爲了達成目標，可以不擇手段。除了香料，甚至還臉不紅氣不喘地使用不安全的合成甜味劑與化學色素，也經常添加有可能致癌的焦糖色素。有十幾種添加物的泡麵、幾乎全由添加物構成的可樂等等，也普遍於市面上販售。這些東西即使看起來再好，也絕非是有益孩童健康的商品，但它們卻充斥在便利商店與超市中，隨手可得。

曾經，當我前去愛知縣採訪某個甜點製造商的經營者時，他告訴我：「爲了製造讓自己的孩子也能放心吃的食品，我堅持不添加焦油色素及防腐劑。」在那個可以使用焦油色素的年代，因爲安全上的顧慮，他選擇不添加。這是製造商本來就該有的態度。但實際上任意在食品中添加高危險性的焦油色素、防腐劑的廠商比比皆是。

廠商如果採取這種做法，消費者就一定要加以抵制，否則就可能賠上孩子們的健康。也就是說，我們要拒絕購買使用可疑添加物或摻了太多添加物的食品。本書具體列出了這些商品，大家在超市或超商選購時若能派上用場，將是我最大的榮幸。

本書的企劃、編輯承蒙SANCTUARY出版社編輯部新開拓先生的諸多協助，在此一併致謝。

二〇一三年四月　渡邊雄二

特別危險的添加物一覽

在這裡以本書中所列舉的添加物為主，整理出高危險性的添加物。各位在購買的時候，請避開含有這些添加物的商品。

可能危害肝臟及免疫系統的添加物

「甜味劑」醋磺內酯鉀、蔗糖素

具致癌性或可能致癌的添加物

「著色劑」焦油色素（紅色2號、紅色3號、紅色40號、紅色102號、紅色104號、紅色105號、紅色106號、黃色4號、黃色5號、藍色1號、藍色2號、綠色3號）、二氧化鈦、焦糖色素III、焦糖色素IV
「甜味劑」阿斯巴甜、紐甜、糖精、糖精鈉鹽
「顯色劑」亞硝酸鈉
※致癌物並非亞硝酸鈉，而是其化學變化之後產生的亞硝胺具有強烈的致癌性。
「防霉劑」OPP（Orthopheny phenol）、OPP鈉（Orthopheny phenol Natrium）
「漂白劑」過氧化氫
「乳化劑」聚山梨醇酯60、聚山梨醇酯80
「抗氧化劑」BHA（丁基羥基茴香醚）、BHT（二丁基羥基甲苯）
「麵粉改良劑」溴酸鉀

具強烈的急性毒性，有可能危害臟器的添加物

「防霉劑」抑霉唑、聯苯
「漂白劑」亞硫酸鈉、次亞硫酸鈉、偏亞硫酸鈉、偏亞硫酸鉀、二氧化硫
「防腐劑」苯甲酸、苯甲酸鈉、對羥基苯甲酸酯（para- hydroxybenzonate）
※苯甲酸與苯甲酸鈉會與維他命C產生化學反應，變化成可能使人類罹患白血病的苯。

會造成或可能造成畸形的添加物

「防霉劑」TBZ（噻苯咪唑）
「抗氧化劑」EDTA-2Na（乙烯二胺四醋酸二鈉）

主要參考資料

《關於蔗糖素之指定》（厚生勞働省行政情報）
《關於醋磺內酯鉀之指定》（厚生勞働省行政情報）
《第7版　食品添加物公定書解說書》（谷村顯雄等監修 廣川書店）
《食品添加物的實際知識　第3版及第4版》（谷村顯雄著 東洋經濟新報社發行）
《關於既存添加物安全性評估之調查研究——平成8年度厚生科學研究報告書——》（厚生省生活衛生局食品化學課監修　日本食品添加物協會發行）
《關於天然添加物安全性之文獻調查 平成3年3月》（東京都生活文化局發行）
《平成9年度委託調查報告書　關於天然添加物安全性之文獻調查 平成10年5月》（東京都生活文化局消費者部發行）

國家圖書館出版品預行編目資料

如果要吃，該選哪一個？／渡邊雄二著；陳怡君譯 .
——初版——臺北市：大田，民 106.03
面；公分 .——（Creative；111）

ISBN 978-986-179-482-2（平裝）

411.3　　　　106001678

Creative 111
如果要吃，該選哪一個？
聰明選擇，離開食安問題

渡邊雄二◎著
陳怡君◎譯
出版者：大田出版有限公司
台北市 10445 中山北路二段 26 巷 2 號 2 樓
E-mail：titan3@ms22.hinet.net　http：//www.titan3.com.tw
編輯部專線：（02）25621383　傳真：（02）25818761
【如果您對本書或本出版公司有任何意見，歡迎來電】
行政院新聞局版台業字第 397 號
法律顧問：陳思成律師

總編輯：莊培園
副總編輯：蔡鳳儀　執行編輯：陳顗如
行銷企劃：古家瑄／董芸
校對：金文蕙／黃薇霓／陳怡君
初版：二〇一七年（民 106）三月十日　定價：350 元

印刷：上好印刷股份有限公司　（04）23150280
國際書碼：978-986-179-482-2　CIP：411.3/106001678